QU'EST-CE QUE

L'INFLAMMATION?

QU'EST-CE QUE

LA FIÈVRE?

QU'EST-CE QUE

L'INFLAMMATION?

QU'EST-CE QUE

LA FIÈVRE?

Par Robert **LATOUR**, D^r en médecine,

MEMBRE DE LA SOCIÉTÉ DE MÉDECINE DU DÉPARTEMENT DE LA SEINE.

Nullius addictus, jurare in verba magistri.
HORACE.

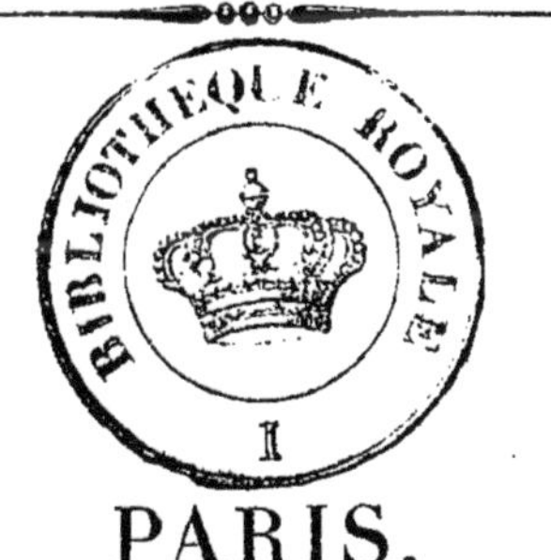

PARIS,

CHEZ LABBÉ, RUE DE L'ÉCOLE DE MÉDECINE, N° 10,

ANCIENNE MAISON GABON.

M DCCC XXXVIII.

MÉCANISME DE LA CALORIFICATION.

L'inflammation n'est autre chose que l'exagération locale de cette fonction.

———

Lorsque, guidé par une saine philosophie, Broussais secoua le joug des subtilités scolastiques qui, jusqu'à lui, avaient enchaîné la médecine; lorsque, fléau de l'ontologie, il accabla de sa puissante logique les systèmes établis, on devait penser qu'abandonnant ses anciens errements, la science allait enfin s'asseoir sur des bases solides. Mais ce n'était point assez de détruire, il fallait élever; et ici, l'illustre professeur ne se tint pas toujours à la hauteur de sa tâche. C'est qu'en médecine, les faits sont nombreux, et une doctrine ne peut prétendre à un triomphe durable qu'en les ralliant tous. La doctrine physiologique, comme celles qui l'avaient précédée, se trouvait insuffisante sous ce rapport : elle devait tomber. Depuis cette chute, quelle est la situation de la science? Tout remis en question, les liens scientifiques brisés, et les richesses de notre art perdues, en quelque sorte, dans la confusion du chaos. Fatigués des théories qui, depuis des siècles, ne se succèdent que pour montrer les écueils dont s'entoure la vérité, les uns se sont voués à l'empirisme, auquel ils ont donné une forme nouvelle, en y ajoutant la méthode numérique. Contestant à la médecine le droit de s'ériger en doctrine, ils ont banni de la science l'induction philosophique, et ont pourtant obtenu quelque crédit en faveur de l'appel qu'ils ont fait à l'observation. Mais l'observation reste froide et stérile entre leurs mains, parce qu'elle n'est point accompagnée de l'interprétation qui doit la vivifier. D'autres ont fait en arrière un pas de plus : ils n'ont invoqué l'expérience que pour détruire ce que l'expérience avait appris; et sous l'égide du paradoxe, proclamant la loi du scepticisme, ils ont tout nié : science passée, présente ou future. D'autres encore ont cru faire une science en relevant les débris épars des théories passées; et ils se sont rangés sous le drapeau de l'éclectisme. L'éclectisme ! méthode flexible qui sépare ce qui doit être réuni; réunit ce qui doit être séparé; qui fournit à chacun une doctrine, assemblage incohérent des productions variées de tous les âges, système hybride incapable de fécondation. Enfin, à toutes ces nuances, ajoutez quelques restes défaillants de l'école physiologique, et vous aurez un tableau fidèle de l'anarchie à laquelle, aujourd'hui, est livrée la science médicale.

Sortir d'un tel conflit est le premier besoin de notre art; mais comment y parvenir, quand les premiers éléments de la science sont des problèmes non encore résolus ? L'inflammation, qui forme la grande majorité des maladies; la fièvre, qui se rencontre dans presque toutes, ont un mécanisme encore ignoré; et pourtant ce mécanisme est la clef de la pathologie; c'est le premier rayon qui doit éclairer le temple mystérieux de la science. Vainement, sur ce point, le médecin philosophe consulterait les travaux publiés à toutes les époques; vainement il interrogerait les nombreuses recherches de nos devanciers; ces travaux, ces recherches, n'ont fait que grossir le vocabulaire des erreurs. Rappellerai-je les théories mécaniques de Boërrhaave, où l'on voit les globules sanguins trop volumineux s'enfoncer dans les vaisseaux capillaires d'un trop petit calibre, et produire ainsi, par *erreur de lieu*, l'obstruction, puis l'inflammation? Signalerai-je la théorie de Van-Helmont, qui fait apparaître dans cette question la lutte de son âme ou puissance active? Parlerai-je d'Hoffmann, qui attribuait l'inflammation au spasme des extrémités artérielles? de Willis et Chirac, qui la faisaient dépendre des principes salins du sang? Il faudrait aussi mentionner une multitude d'opinions étranges plus ou moins anciennes, et qui ne doivent plus figurer aujourd'hui que dans l'histoire de la médecine. Si, comme le dit Fontenelle, il n'est donné à l'homme de découvrir la vérité qu'après avoir épuisé toutes les ressources de l'illusion, certes, on pouvait croire qu'enfin le moment était venu de la surprendre et de la saisir, lorsque Haller inventa sa contractilité organique, et fournit ainsi de nouveaux supports à l'édifice de l'erreur. Tout en adoptant les idées de ce grand physiologiste sur la circulation capillaire, les médecins se divisèrent sur le mécanisme de l'inflammation. Les uns, tels que Vacca, à Florence, Lubock, en Angleterre, arguèrent de l'engorgement sanguin, que la contractilité vitale est diminuée, puisque alors les vaisseaux se laissent distendre par le liquide qu'ils reçoivent; et Thomson, dans un ouvrage plein à la fois de candeur et de savoir, est forcé d'avouer la justesse de la conséquence. D'autres au contraire, frappés de la force des pulsations artérielles dans le point enflammé, ne purent se décider à lier la phlogose à la diminution d'une propriété qui, à leurs yeux, était le partage de la vie.

Au milieu de ces débats sur le mécanisme de l'inflam-

mation, il était naturel de chercher dans les vivisections
le moyen d'éclaircir ce point scientifique; et ce fut la
grenouille qui servit aux expériences. Le choix était au
moins singulier; car si ce batracien présente des tissus
assez transparents pour laisser apercevoir le mouvement
circulatoire du sang, d'un autre côté, dépourvu de système capillaire, comme tous les animaux à sang froid,
il manque des conditions anatomiques de l'inflammation.
Aussi, dans toutes ces expériences, on est bien parvenu
à modifier, à troubler la circulation sanguine; mais à
faire naître l'inflammation, jamais.

Je n'ignore pas que de savants expérimentateurs ont
cru voir, à l'aide du microscope, et ont même décrit
les globules sanguins affluant dans un point qu'on avait
irrité par des agents physiques ou chimiques. Mais, ce
que je n'ignore pas davantage, c'est que souvent le
microscope n'a servi qu'à répandre sur l'erreur le vernis
de la vérité; et si parfois il a convenablement aidé le
témoignage des sens, plus fréquemment peut-être il n'a
fait que retracer dans le monde extérieur les produits de
la seule imagination. Toutefois les faits annoncés méri-
taient d'être vérifiés; Thomson l'entreprit, et l'on sait
que le résultat de ses expériences s'accorde peu avec
celui qu'avaient observé Haller, et après lui plusieurs
autres. Ainsi Thomson a toujours vu l'animal se contracter sous l'influence des agents extérieurs, lors même
qu'ils ne produisaient sur lui aucune douleur, car l'impression du doigt suffisait pour obtenir ce résultat. Par
suite de cette contraction, la compression du poumon a
lieu, et la circulation est pour un instant suspendue. Le
point irrité, au lieu d'être un centre auquel viennent
affluer les liquides, est au contraire abandonné par le

sang, en raison de la suspension du mouvement circulatoire. Ce phénomène, à la vérité, n'est pas de longue
durée, et l'on ne tarde pas à voir revenir le liquide
dans toutes les parties d'où il s'était d'abord retiré. Les
agents physiques ou chimiques ont produit des effets
semblables, et l'on n'obtient pas même d'autres résultats
de l'ammoniaque, qui, chez les animaux à sang chaud,
amène si rapidement l'inflammation. Une préparation
pourtant lui a donné des effets différents; c'est une dis-
solution de sel : l'application qu'il en a faite sur la membrane interdigitaire a toujours été suivie d'une rougeur
qui ressemblait beaucoup à celle de l'inflammation, mais
qui ne pouvait pas être considérée comme telle, puisqu'elle ne durait que deux à cinq minutes. D'après ces
résultats, que conclure, pour l'inflammation, des expériences pratiquées sur les grenouilles? Qu'en conclure
surtout, lorsqu'on sait que ces expériences ont, la plupart, été faites sur le mésentère, et que par l'exposition
de cette membrane à l'air, les vaisseaux que l'on veut
observer se trouvent dans une position forcée, et que la
mort de l'animal en est la suite nécessaire? Moi, j'en
tire la conséquence que l'animal à sang froid, chez lequel
les divisions du système artériel peu multipliées sont
facilement suivies jusqu'à la naissance du système veineux, manque des conditions organiques de l'inflammation ; et que si l'on parvient à déterminer cet acte morbide, il doit être aussi peu développé que l'appareil dans
lequel seul il peut se produire

Haller toutefois doit être loué d'avoir compris que
l'inflammation est étroitement liée à la circulation capillaire, et que l'une et l'autre ont le même mobile; mais
ce mobile, il en ignorait la nature. Tous ces phénomènes

vitaux pour lesquels il créa arbitrairement une contractilité insensible, je les placerai sous la dépendance de la
calorification, fonction dont le mécanisme est encore trop
peu connu.

Je me garderai bien d'amplifier cet écrit de toutes les
théories par lesquelles on a cherché à expliquer la chaleur animale : rappeler des opinions ruinées pourrait
servir à étudier la marche de l'esprit humain, mais
n'apporterait aucune lumière dans la question physiologique qui en fût l'objet. Ce qui importe aujourd'hui,
c'est de discuter les doctrines en faveur, et de faire res-
sortir la vérité de cet examen approfondi. Bien que
Chaussier et d'autres physiologistes d'un nom justement
célèbre aient appuyé de leur autorité cette opinion qui
fait de la température animale une propriété inhérente
à la fibre vivante, propriété qu'ils ont désignée sous le
nom de *caloricité*, je ne consacrerai que peu de mots
à la réfutation d'une telle doctrine. Il suffit, pour la détruire, de reconnaître qu'il n'existe aucune propriété qui
soit nécessairement et indistinctement attachée à tout
tissu organique; et que lorsqu'on aperçoit dans un animal une action physiologique, on peut dire d'avance que
cette action appartient à un organe ou à un tissu particulier. La sensation est le résultat de l'action nerveuse,
comme la contraction le partage du tissu musculaire;
et la chaleur animale ne peut faire exception à cette loi.
Il lui faut aussi des organes ou des tissus particuliers.
Pour échapper à cette objection, quelques savants ont
attribué la calorification à une action spéciale des
parenchymes. Mais encore faut-il, dans cette hypothèse,
que ces parenchymes mêmes soient pourvus d'un tissu
spécial pour cette action spéciale, comme ils sont pour-

vus de nerfs pour la sensation, qui, au même titre, est aussi le résultat de l'action spéciale des parenchymes.

D'autres physiologistes, cherchant des analogies dans les phénomènes de la matière brute, ont fait de la calorification une dépendance chimique de toutes les fonctions. Sans doute les changements divers, les transformations nombreuses que fait éprouver à la matière l'exercice des fonctions, peuvent produire un dégagement de calorique; mais certes il y a d'autres causes et plus puissantes et plus constantes que celle-là; je n'en veux pour preuve que les malades dont toutes les fonctions languissent, et qui pourtant sont en proie à une chaleur ardente. Voyez ce phthisique chez lequel la nutrition est presque nulle; le mal a dévoré ses poumons, et à peine lui reste-t-il quelques canaux bronchiques pour respirer. Il n'ingère dans son débile estomac qu'une minime quantité d'aliments; déjà il est dans le marasme, et pourtant il est consumé par la chaleur!

Mais, de toutes les théories, il n'en est pas qui ait eu plus d'éclat que celle des chimistes modernes qui établirent dans le poumon une véritable combustion, en faisant combiner l'oxygène de l'air avec le carbone du sang. Modifiée seulement dans ses détails, depuis Blak et Lavoisier ses inventeurs, cette théorie a eu à subir un grand nombre d'objections dont elle n'est pas toujours sortie victorieuse. Pourtant il est un phénomène dont nous devons prendre acte dès à présent, c'est que dans les diverses expériences qui ont été pratiquées, le sang artériel s'est toujours montré plus chaud d'un degré à peu près que le sang veineux. Or, quel que soit le mécanisme par lequel se produit ce surcroît de chaleur, le fait n'en est pas moins constant, et il doit suffire pour faire considérer l'hématose comme une source de calorique. Mais le poumon dans lequel a lieu cet acte chimico-vital est-il le seul agent de la calorification, le seul foyer de la chaleur animale? S'il en était ainsi, une partie enflammée n'atteindrait pas une plus haute température que le reste du corps, puisque le sang qu'elle reçoit lui vient de la même source. Cet accroissement de chaleur, caractère de toute inflammation, serait-il le résultat d'une plus grande accumulation de sang? Mais alors il faudrait dire pourquoi les parties à texture lâche qui, en proie à l'inflammation, sont énormément distendues par le sang, ne fournissent pas une plus forte dose de calorique que les tissus serrés qui ne peuvent jamais admettre qu'une petite quantité de ce liquide; il faudrait dire pourquoi. les engorgements sanguins qui survivent quelque temps aux inflammations dont la durée a été fort longue, ne s'accompagnent point de chaleur; enfin il faudrait dire pourquoi, dans l'inflammation, la chaleur précède toujours l'injection sanguine. C'est que la chaleur est le phénomène essentiel de l'inflammation, tandis que l'injection sanguine n'est, comme je le démontrerai, que le résultat physique d'une calorification trop active. Et si un excès de chaleur peut se produire ainsi dans toutes les parties du corps, il est naturel de conclure que toutes, dans l'état physiologique, ont leur part dans le maintien de la température animale. Les partisans exclusifs de la combustion pulmonaire ont invoqué contre cette dernière proposition les expériences de Hunter, desquelles il résulte qu'une partie enflammée ne développe jamais plus de chaleur que le sang artériel dans le cœur; et que par conséquent c'est ce liquide, avec le seul secours de l'hématose, qui entretient le calorique dans tous les points de l'organisme. Cette objection est spécieuse sans doute, mais non sans réplique : ce n'est point avec le sang artériel pris dans le centre même de la circulation, qu'il faut comparer un organe enflammé et situé non loin de la surface du corps, mais bien la chaleur que cet organe développe dans l'état physiologique, avec celle qu'il produit dans l'état inflammatoire. Eh bien, sous ce rapport, les expériences de Hunter lui-même démontrent qu'une partie enflammée est plus chaude que celle qui ne l'est pas; ainsi il a vu le thermomètre plongé dans la tunique vaginale enflammée à la suite de l'opération de l'hydrocèle, marquer six degrés de plus qu'au moment de l'opération. Ce physiologiste en outre n'est point parvenu à faire geler une seconde fois les parties d'un animal qui s'étaient enflammées en dégelant; et comment expliquer ce résultat, si ce n'est par une production de calorique assez considérable pour résister à la température extérieure? Hunter a aussi élevé la température des animaux en produisant la fièvre; or on sait que cet acte morbide complique infailliblement l'inflammation, pour peu que celle-ci ait de violence; quoi de surprenant alors que le sang artériel en proie à la chaleur pyrétique, et pris dans le centre de l'animal, ait un ou deux degrés de plus que le sang d'une surface enflammée, mais exposée à l'air? D'ailleurs ce dernier fait de l'accroissement de la température du sang artériel, comme caractère de la fièvre, ne devait-il pas porter la lumière dans cette question? Et quand on voit que la respiration y est complétement étrangère, comment ne pas conclure que l'organisme a d'autres foyers où s'élabore le calorique animal ?

Brodie à Londres fit des expériences tendant à démontrer que le système nerveux a une grande influence sur la chaleur animale. Chossat de Genève répéta les expériences de Brodie, et en fit d'autres pour prouver que c'est de l'appareil nerveux ganglionnaire que dépend la calorification. Bien qu'attribuant à cet appareil une part dans la production de la chaleur animale, ce sera sur d'autres considérations que j'appuierai cette opinion, parce que je ne pense pas que les observations faites sur des animaux horriblement mutilés, puissent fournir à la science des inductions assez solides. Ce qui doit particulièrement fixer l'attention, dans le système ganglionnaire, c'est que, d'un côté, il est tout à fait étranger à la sensibilité : les expériences de Brachet l'ont prouvé de la manière la plus positive; c'est, d'un autre côté, qu'il accompagne le système vasculaire à sang rouge dans toutes ses divisions, tandis qu'il ne se rencontre plus ni sur les veines, ni sur les vaisseaux lymphatiques. Il a donc avec le fluide artériel des rapports de fonction qu'on ne saurait contester; car une disposition anatomique générale, sans exception, a toujours sa raison physiologique. Or existe-t-il un phénomène simple en lui-même, qui, en cette qualité, puisse être propriété d'un tissu, comme la sensibilité est propriété des nerfs cérébraux; phénomène qui se retrouve partout où arrive le sang artériel, et dont les variations soit en plus, soit en moins, puissent rendre compte des maladies du système circulatoire? Je ne vois que la chaleur animale qui satisfasse à cette question. Ce n'est pas tout : l'anatomie comparée fournit des do-

cuments qu'on ne peut récuser : s'il est vrai que le
système ganglionnaire ait une part dans la calorification, il doit manquer dans les dernières classes d'animaux qui n'ont, en quelque sorte, que l'esquisse de la
vie. Chez eux la sensibilité est obscure, et la chaleur
ne leur vient que des rayons du soleil ou du sein de
la terre. Le système ganglionnaire ne se rencontre en
effet que chez les animaux vertébrés : dans les poissons,
il consiste en un filet très-fin avec peu ou point de
ganglions, et il n'accompagne jamais les artères. Dans
les reptiles, il est déjà plus distinct; il réunit entre eux
les nerfs vertébraux et pénètre dans le crâne, uni au
nerf vague. Dans les oiseaux, il parvient dans le crâne
avec le nerf vague et le glosso-pharyngien, il communique avec la cinquième et la sixième paire, il est
très-distinct et ganglionnaire dans la poitrine, et se
prolonge jusqu'aux vertèbres caudales. Enfin, suivant la
remarque de Meckel et Weber, le nerf sympathique est
d'autant moins étendu relativement au corps, que l'animal est plus éloigné de l'homme.

Ainsi nous voyons le système nerveux ganglionnaire
prendre naissance, grossir et s'étendre, à mesure que
le système sanguin se développe, à mesure que l'animal
a besoin de produire par lui-même le calorique nécessaire à sa vie. Et tandis que les animaux à sang froid,
tels que les poissons et les reptiles qui, avec une simple
ébauche de l'appareil respiratoire, comme du système
ganglionnaire, sont obligés, dans les saisons rigoureuses, d'aller chercher, les uns au fond des eaux, les
autres dans le sein de la terre, la température compa-
tible avec leur existence, les animaux à sang chaud,
chez lesquels le trisplanchnique et les organes pulmo-

naires ont atteint leur plus haut degré de développement, peuvent vivre constamment à la surface du
globe, et y subir toutes les variations de la chaleur
atmosphérique. La faculté qu'ils ont de produire du
calorique leur fait braver les frimas, et la transpiration
cutanée les affranchit de l'excès de chaleur qu'ils pourraient éprouver sous les rayons d'un soleil brûlant.
Chez eux le système ganglionnaire accompagne les
vaisseaux artériels jusque dans leurs dernières ramifi-
cations. Doués d'une activité propre, comme ceux de
la vie animale, tous ces cordons nerveux contribuent
à entretenir le sang à la température qu'exigent la nutrition et les autres fonctions, et développent la chaleur
par une action incessante, comme l'appareil cérébro-
spinal donne lieu par une activité constante, à la sensibilité générale et à tous les phénomènes qui en dépendent.

Des nerfs calorisateurs distribués ainsi dans la
trame des organes étaient nécessaires chez les animaux
à sang chaud, tous pourvus d'un système capillaire qui,
sans soustraire complétement la circulation veineuse à
l'action du cœur, diminue pourtant d'une manière très-
notable l'influence de ce viscère. C'est en effet dans la
chaleur développée par ces nerfs que le sang puise une
nouvelle impulsion, puissant mobile de sa progression
dans les veines. Ce liquide, après avoir perdu une certaine quantité de son calorique, en parcourant toute la
longueur des tubes artériels, le retrouve en partie dans
les vaisseaux capillaires; et là, se dilatant, il ne peut
s'étendre du côté des artères à cause de la nouvelle colonne de sang fournie à chaque pulsation du cœur, et
il avance alors dans les veines dont le liquide se trouve

ainsi poussé vers le centre de la circulation. Mais cette progression s'exécute sans pulsations, parce que l'impulsion est continue, et non intermittente comme celle qui résulte des contractions cardiaques.

Ainsi, dans les animaux à sang chaud, l'hématose ne suffit point pour maintenir la température physiologique; l'impulsion du cœur ne suffit plus pour faire parcourir au sang tout le cercle vasculaire; il faut encore que, loin du principal foyer de chaleur, le système nerveux ganglionnaire soumis à l'action d'un sang oxygéné, fournisse une nouvelle dose de calorique; et, par un mécanisme admirable, c'est le complément de la calorification qui sert à accomplir le mouvement circulatoire du sang.

Cette doctrine, que sanctionnent à la fois l'anatomie comparée et les faits pathologiques, lève dans la science de graves difficultés : elle assigne au système nerveux ganglionnaire ses véritables fonctions dont la recherche a jusqu'à ce jour été infructueuse; elle complète la théorie de la calorification, en rendant compte des variations de la température animale qui ne peuvent pas être rapportées à la respiration; enfin elle fait connaître quelle espèce de concours prête au cœur le système capillaire, pour la progression du sang dans les veines.

Le secret de la circulation capillaire surpris, le mécanisme de l'inflammation n'est plus un mystère; c'est dans le système ganglionnaire qu'il faut en placer le point de départ; c'est dans l'excès de la calorification qu'il faut en reconnaître et le principe et l'essence. Dilaté par un surcroît de chaleur, le sang des vaisseaux capillaires avance avec plus de rapidité vers les veines ;

mais rencontrant un obstacle dans le liquide que con-
tiennent ces derniers vaisseaux, il fait effort contre les
parois des premiers, et les distend. En vertu de la circulation, un nouveau liquide remplace dans les vaisseaux capillaires, celui qui vient de les traverser; mais
il y arrive plus abondant en raison de la distension de
leurs parois. Ce même liquide subissant aussi l'excès de
température qui a lieu dans cette partie, se dilate à son
tour, fait encore effort contre les parois de ces vaisseaux;
et ainsi de suite, jusqu'à ce que, selon le degré de
l'inflammation, les capillaires distendus puissent, par
leur force de cohésion, résister à l'action dilatante plus
ou moins prononcée du calorique. Caractère matériel
de l'inflammation, l'injection sanguine n'est donc qu'un
phénomène secondaire enchaîné à l'exagération locale de
la calorification, comme la dilatation du liquide ther-
mométrique est liée à l'élévation de la température du
milieu qui l'enveloppe. Aussi, ce caractère est-il variable, quel que soit d'ailleurs le degré de la phlogose,
suivant la laxité du tissu envahi. La chaleur, au contraire,
est d'autant plus intense que l'inflammation est plus
violente; elle en est la mesure positive, puisque c'est
d'elle que dérivent tous les changements matériels qui
constituent cet acte morbide. En un mot, l'excès de
chaleur est le phénomène essentiel et vital de l'inflammation. Certes, on aurait dû comprendre plus tôt que
l'organisation ne saurait soustraire les fluides animaux
à l'empire des lois physiques, et qu'un liquide, quelle
qu'en soit la nature, partie de la machine vivante ou
de la matière inerte, est dilaté ou condensé selon la
dose de calorique à laquelle il est soumis. Lorsque
vous approchez un membre d'un foyer ardent, ne le

voyez-vous pas rougir, se tuméfier, simuler enfin l'inflammation ? Et qu'importe pour le volume du sang, que le calorique lui vienne de l'intérieur ou de l'extérieur ? Il faudra toujours qu'il soit dilaté en raison du degré de température dont il subira l'action. Seulement, dans ce dernier cas, vous n'aurez qu'une image passagère de l'inflammation, que vous ferez disparaître à votre gré, en éloignant la cause qui appelle ainsi dans un point une trop grande quantité de liquide. Lorsqu'au contraire, c'est dans les tissus organiques qu'il y a production exagérée de calorique, ces tissus ne peuvent être immédiatement soustraits à la puissance de cet agent ; ils sont condamnés à la phlogose.

A ces deux caractères, la chaleur et l'injection sanguine, vient le plus souvent s'en joindre un troisième, la douleur. Mais ce symptôme ne doit en quelque sorte être considéré que comme un épiphénomène de la phlogose. Simple effet de la distension que subissent les nerfs sensitifs sous l'empire de la tuméfaction, la douleur est d'autant plus prononcée que le tissu envahi est plus dense, plus serré, moins extensible; aussi augmente-t-elle lorsque la partie malade est tenue dans une position déclive, de manière à ajouter l'action de la pesanteur aux causes de l'engorgement. Enfin, pour dépouiller la douleur de tout caractère d'indispensabilité dans l'inflammation, il suffit de remarquer que, sans elle, peut naître, se développer, exister en un mot cet acte morbide; *et vice versâ.*

Ainsi exaltation de la calorification par suite d'une lésion des nerfs ganglionnaires, d'où la chaleur; dilatation du sang par l'excès de calorique, et augmentation du calibre des vaisseaux capillaires, d'où la rougeur et

la tuméfaction ; enfin distension des nerfs sensitifs par
l'effet de l'engorgement, d'où la douleur; tels sont les
caractères de l'inflammation dans l'ordre de leur développement.

De l'excès de la calorification résulte l'afflux sanguin ;
mais une fois celui-ci produit, il amène dans l'organe
qui en est le siége des changements remarquables, et qui
doivent être étudiés. Dans les cas les plus heureux, cette
exagération de la calorification s'apaise graduellement,
soit par les moyens thérapeutiques, soit spontanément ;
et avec elle disparaissent tous les phénomènes matériels
qui en étaient la conséquence. C'est la résolution. Seulement, lorsque la phlogose a été violente, et qu'elle a
sévi quelques semaines, on voit persister un peu de
temps encore, mais à un faible degré, l'engorgement
sanguin, parce que les vaisseaux ayant perdu en partie
leur ressort après avoir subi une distension forcée, n'ont
encore pu revenir complétement sur eux-mêmes. Mais
cet engorgement simplement passif n'est jamais douloureux, et la compression le fait disparaître en s'opposant à un abord trop considérable de sang. En un mot,
la chaleur est éteinte, il n'y a plus d'inflammation. C'est
par cette raison aussi qu'à la suite des phlegmasies de
quelque durée, l'engorgement et la rougeur se remar-
quent encore après la mort, bien qu'alors toute calorification soit impossible. Les phlegmasies récentes, au
contraire, ne laissent souvent, dans les nécropsies, apercevoir aucune trace, parce que la calorification ayant
cessé avec la vie, toutes les parties du corps se mettent
en équilibre de température; et le sang contenu dans
l'organe malade ne se dilatant plus, ne peut qu'obéir à
la contractilité de tissu dont les artères sont douées,

contractilité de tissu qui, pendant la violence du mal, fut un instant surmontée, mais non encore détruite.

Lorsque l'inflammation a été portée, surtout avec promptitude, à un très-haut degré, les vaisseaux voisins dont le calibre est trop inférieur à celui des vaisseaux dont est pourvue la partie enflammée, ne peuvent plus admettre toute la quantité de sang qu'ont reçue ces derniers, et la circulation s'arrête. La vie éteinte dans ce point, les liquides et les solides se décomposent; c'est la gangrène. Ce résultat de l'inflammation est d'autant plus facile et plus prompt que le tissu malade est de texture plus serrée. Dans de telles conditions, la douleur est toujours très-vive, car les nerfs sensitifs supportent alors une distension violente; et cette douleur a le caractère pulsatif, parce que la partie malade ne pouvant s'affranchir complétement du sang qu'elle contient, n'admet qu'avec peine le nouveau liquide qui lui est envoyé à chaque contraction du cœur; en sorte que les pulsations artérielles sont d'autant plus fortes et plus vivement senties que l'obstacle est plus puissant. Cet effet s'étend même à une assez grande distance dans le vaisseau qui fournit le sang à la partie enflammée; et si, par exemple, c'est le pouce qui est le théâtre de la phlogose, ou le doigt indicateur, on sent les pulsations de l'artère radiale du même côté, plus fortes que celles du côté opposé. Mais je n'ai jamais remarqué, malgré l'observation la plus attentive, et bien qu'on l'ait écrit et répété dans une multitude d'ouvrages; je n'ai, dis-je, jamais remarqué plus de fréquence dans les pulsations artérielles d'une partie enflammée que de toute autre. Je les ai toujours reconnues parfaitement isochrones à celles du cœur;

et j'avoue qu'à mes yeux il est impossible qu'il en soit autrement.

Si le sujet est en proie à une affection interne grave, à une fièvre de mauvais caractère, typhoïde ou autre, les tissus vivants perdent leur consistance par suite de la profonde altération qu'a subie la nutrition, et les parties enflammées sont promptement mortifiées. C'est ainsi qu'on voit de larges escarres gangréneuses dénuder le sacrum, à la suite de l'inflammation provoquée dans cette région par le decubitus longtemps prolongé sur le dos. C'est encore ainsi que sont frappées de gangrène les surfaces des vésicatoires. Enfin, c'est à la même cause, c'est-à-dire au défaut de cohésion des vaisseaux capillaires, qu'il faut imputer la gangrène qui complique si rapidement l'inflammation dont s'accompagnent les scarifications pratiquées sur les membres infiltrés.

L'inflammation, lorsque la résolution n'en est pas le terme, n'amène pas inévitablement la gangrène. Elle peut encore produire d'autres résultats, variables suivant son intensité, et suivant aussi la partie qui en est atteinte. Dans le tissu cellulaire, le gonflement est d'ordinaire assez considérable, et l'on trouve dans les utricules dont ce tissu est formé, une quantité de sérosité d'autant plus abondante que la texture en est plus lâche. Si alors l'inflammation s'apaise, cette sérosité est résorbée et rentre ainsi dans le torrent circulatoire. Si au contraire, sous l'empire d'une calorification croissante, les phénomènes matériels de l'inflammation ne font que se développer davantage, les lames du tissu cellulaire s'appliquent les unes contre les autres, et se retirent vers la circonférence pour faire place au liquide de l'épanchement, toujours plus abondant vers le centre, qui est aussi le point le plus enflammé. Alors ce liquide a changé de nature ; il a acquis de la consistance, une couleur jaune plus foncée ; ce n'est plus de la sérosité, c'est du pus. Il est difficile de dire par quel mécanisme se produit ce liquide : les sécrétions laissent encore dans la science une vaste lacune, et tout porte à croire que la même loi à laquelle ressortissent les sécrétions physiologiques, est celle aussi qui régit les sécrétions morbides.

Quoi qu'il en soit, lorsqu'un abcès a eu lieu ; qu'il ait été ouvert par la main du chirurgien, ou que l'ouverture en ait été spontanée, de nouveaux phénomènes surgissent : le pus diminue progressivement, et l'on voit déposé au fond de la plaie un liquide albumineux, véritable matière organisante qui a reçu le nom impropre de *lymphe coagulable*. Des vaisseaux sanguins ne tardent pas à s'y ramifier, et ce liquide se transforme ainsi peu à peu en un tissu solide qui n'est autre chose que la cicatrice.

On s'accorde aujourd'hui à regarder cette lymphe coagulable comme un résultat exclusif de l'inflammation ; et cette proposition, au premier coup d'œil, paraît suffisamment démontrée, d'un côté par la turgescence des vaisseaux qui parcourent les bords des plaies, la légère augmentation de chaleur qu'on y remarque souvent ; et d'un autre côté par ces productions plastiques qui, à la suite de l'inflammation, s'organisent si fréquemment sur les membranes séreuses. Toutefois, une circonstance me frappe, qui mérite quelque attention ; c'est que plus l'animal est éloigné de l'homme, plus la cicatrisation des plaies s'exécute promptement, et moins pourtant il est susceptible d'inflammation. Voyez l'animal à sang froid : une partie enlevée est souvent reproduite, et nous avons vu combien il est difficile de déterminer la phlogose dans cette classe d'êtres. Mais c'est bien autre chose encore dans les végétaux : ici les sucs sont versés en abondance par les surfaces incisées, et une cicatrice forte et proéminente se forme en très-peu de temps. Dira-t-on qu'il y a inflammation, ou un état analogue? Certes, ce serait faire un bien étrange abus du langage, que d'adapter le même mot à des phénomènes si différents.

Si la plante, incapable d'inflammation, produit les sucs nécessaires pour la cicatrisation de ses plaies; si l'animal à sang froid, peu susceptible au moins de développer cette affection, jouit du même privilége; si enfin cette faculté est portée dans ces deux classes d'êtres à un plus haut degré que dans l'animal à sang chaud très-disposé à l'inflammation, assurément l'acte de cicatrisation doit avoir une autre cause, un autre mobile que la phlogose. Et ne croyez pas que cette déduction toute logique ne puisse recevoir aucune application pratique : elle apprend que les plaies, pour en obtenir la cicatrisation, ne sauraient être assez garanties de tout travail inflammatoire; et déjà d'habiles chirurgiens, obéissant à ce précepte, ont trouvé dans l'eau froide sans cesse renouvelée, le baume le plus salutaire.

Que souvent l'inflammation fasse surgir certains produits, résultat d'une nutrition désordonnée, là où ils n'auraient point dû paraître; qu'elle rende le travail nutritif parfois plus saillant; c'est ce qu'on ne peut nier. On voit des pseudo-membranes s'organiser pendant l'inflammation, et survivre à cet acte morbide; on voit des organes s'hypertrophier sous l'empire de la phlogose;

on voit enfin des sujets grandir de plusieurs centimètres pendant la durée de phlegmasies violentes dont l'influence s'est fait sentir par la fièvre à toute l'économie. Mais de même que, dans l'ordre naturel des choses, le corps acquiert sa stature sans inflammation locale ou fébrile; de même il est des pseudo-membranes qu'il est impossible de rattacher à la phlogose. Pour que deux portions d'une membrane séreuse adhèrent ensemble, il suffit qu'elles soient contiguës et immobiles : je n'en veux pour preuve que les ankiloses survenues pendant l'immobilité trop prolongée des membres, et cela, sans affection des articulations ainsi soudées. Et, tout en accordant que l'inflammation peut ajouter à la sérosité quelques conditions plus favorables à l'organisation, je dois faire observer que c'est dans les points les moins mobiles des membranes séreuses que se rencontrent d'ordinaire les adhérences et les pseudo-membranes. Au thorax, c'est vers les parties supérieure et inférieure des poumons; à l'abdomen, c'est sur la convexité du foie qu'on observe communément ces produits accidentels. Enfin, si on en rencontre moins souvent dans l'arachnoïde que dans toute autre séreuse, c'est que la mort arrive trop vite par l'inflammation de cette membrane pour laisser à la sérosité le temps de s'organiser en tissu solide. Les membranes séreuses dont la destination est de faire glisser nos organes les uns sur les autres, ne peuvent plus, en proie à l'inflammation, exercer leurs fonctions sans provoquer de vives souffrances; nos viscères sont alors forcés à l'immobilité; et c'est pour favoriser cette immobilité que les pleurétiques se posent par instinct sur le côté malade; comme les sujets frappés de péritonite se couchent sur le dos. On ne peut mettre en doute que l'immobilité, dans ce cas, à part l'inflammation, n'aide puissamment à la formation des pseudo-membranes; et je suis très-porté à croire que, si l'on pouvait mettre dans un rapport incessant deux points d'une séreuse viscérale, on les ferait adhérer sans inflammation préalable.

Maintenant, d'où dépendent ces altérations diverses qui accompagnent ou suivent l'inflammation, lorsque celle-ci a été de longue durée? Pourquoi tantôt l'atrophie, tantôt l'hypertrophie? pourquoi ici la dégénérescence cancéreuse; là un simple engorgement chronique; ailleurs une ulcération? pourquoi cette multitude de produits pathologiques? pourquoi ces mille formes de lésions organiques? quelle en est la cause? quel en est le mécanisme? La solution du problême est difficile sans doute, mais ne doit pas être abandonnée, car d'elle seule peut découler une thérapeutique rationnelle, dans des affections auxquelles jusqu'ici on n'a pu opposer qu'un traitement empirique, trop souvent infidèle, parfois nuisible, et toujours incertain.

Dans tous les tissus qui composent l'organisme animal, se trouvent, en proportion diverse, des nerfs encéphaliques, des nerfs ganglionnaires, des vaisseaux artériels, des vaisseaux veineux, des vaisseaux lymphatiques. Or, quelle que soit la cause de l'inflammation, son point de départ, son phénomène essentiel est toujours l'exaltation de la calorification; et l'injection sanguine n'en est, comme nous l'avons vu, qu'un phénomène matériel, résultat du premier. Si la cause qui a produit l'inflammation persiste à certain degré, la douleur occasionnée par la distension des filets nerveux pourra cesser; on voit d'énormes tumeurs se développer lentement, et les cordons de la sensibilité, s'habituant progressivement à cette distension forcée, s'adapter à leur volume, sans faire éprouver de souffrances. Mais ce qui ne cesse pas, ce qui ne saurait cesser tant que dure la chaleur, car l'effet est physique, c'est la dilatation du sang, et par suite l'augmentation de calibre des vaisseaux capillaires, et même des vaisseaux artériels, dont ils émanent. On conçoit dès-lors qu'un afflux sanguin ainsi entretenu dans un organe, en accroisse la nutrition, et donne lieu à l'hypertrophie. Il ne paraît pas aussi facile de dire le mécanisme de l'atrophie : le sang étant la condition essentielle de la nutrition, il semble qu'il n'y ait que le défaut de ce fluide qui puisse amener le dépérissement d'un organe; et pourtant rien de plus ordinaire que de voir l'atrophie succéder à l'inflammation. La surface interne des vaisseaux capillaires enflammés déposerait-elle, dans ce cas, une matière plastique qui les ferait adhérer à eux-mêmes, mettrait obstacle au cours du sang, et fermerait ainsi les sources de la nutrition? ou bien les vaisseaux veineux seraient-ils, dans quelques cas, insuffisants pour répondre à la quantité trop considérable de sang qui arrive à l'organe enflammé; et ce liquide s'arrêtant alors dans leurs racines les plus déliées, et par suite aussi dans les capillaires artériels, serait-il réduit, par le défaut de mouvement, en caillots fibrineux qui en oblitéreraient le calibre? Telle on voit, chez les anévrismatiques, la fibrine du sang se déposer dans les cavités du cœur, alors que la circulation est seulement embarrassée, et long-temps encore avant l'extinction complète de cette fonction. Quant aux dégénérescences de diverses formes, sans doute le système lymphatique joue un rôle important

dans leur production ; mais ici j'arrête les conjectures ;
car, s'il est permis, dans un écrit scientifique, d'émettre
quelques hypothèses sans preuves, c'est, non pour
les élever au rang de vérités constatées, mais seulement
pour faire penser que la solution des questions les plus
obscures n'est peut-être pas impossible.

L'exaltation de la calorification est bien le caractère
primitif et essentiel de toute inflammation ; et de cet acte
découlent les autres phénomènes morbides qui constituent cette affection. Mais parfois d'autres éléments
viennent se joindre à ce principe, éléments qui modi-
fient l'aspect de la phlogose, en changent la marche et
en aggravent les conséquences. C'est ainsi que le croup
diffère d'une laryngite franche ; l'angine couenneuse
d'une angine ordinaire. C'est ainsi que la pneumonie
que nous avons vue compagne de la grippe, n'est point
la pneumonie survenant communément à la suite d'une
transition brusque de température. Il faut en dire autant
de la pustule maligne, qui ne se rapproche du furoncle
que par son siége, et qui s'en éloigne par sa marche et
son aspect. Dans toutes ces affections, il y a une cause
spéciale dont la nature nous échappe. Ce sont autant
d'empoisonnements aussi multipliés dans leurs formes
que peuvent l'être dans leur composition et dans leurs
combinaisons, les agents toxiques qui les produisent.

MÉCANISME DE LA FIÈVRE.

Cet acte morbide n'est que l'exagération générale de
la calorification.

De l'inflammation à la fièvre, il n'y a qu'un pas ;
et connaître le mécanisme de l'une, c'est déjà pressentir le mécanisme de l'autre. De tout temps les patho-
logistes s'aperçurent qu'un lien existe entre ces deux
actes morbides ; mais comment avoir une idée exacte
des rapports par lesquels s'enchaînent deux phénomènes, quand on ignore et la nature de ceux-ci, et
leur mode de génération ? Aussi avait-on fini par abandonner la solution du problème, lorsque Broussais
l'aborda à son tour. Il avait reconnu que des fièvres
décrites comme essentielles par les auteurs, étaient
réellement symptomatiques d'une inflammation viscérale ; et généralisant cette pensée, il n'admit la fièvre
que comme l'expression de la souffrance d'un ou de
plusieurs organes. Alors il chercha l'anneau par lequel
la fièvre est unie à l'inflammation, et crut l'avoir trouvé
dans le cœur. « Les irritations intenses de tous les or-
« ganes, dit-il, sont transmises au cœur ; alors il pré-
« cipite ses contractions ; la circulation s'accélère, et

« la chaleur augmentée de la peau détermine une sen-
« sation pénible. C'est ce qu'on doit appeler la fièvre,
« qui est ici considérée d'une manière générale et abs-
« traite. »

« La fièvre n'est jamais que le résultat d'une irrita-
« tion du cœur, primitive ou sympathique. »

« Toute inflammation assez intense pour produire
« la fièvre, en parvenant au cœur, l'est assez pour
« être transmise en même temps à l'estomac et au cer-
« veau (1). »

Cette théorie engagea dans le monde médical une
orageuse polémique dont elle paraissait à la plupart
devoir sortir victorieuse. Mais elle avait à subir l'épreuve
de l'expérience, et celle-ci ne lui fut pas toujours favorable. Il n'est pas de praticien qui n'ait vu des sujets,
après avoir succombé à une fièvre, quelque longue
qu'en ait été la durée, ne présenter, à l'ouverture, aucune lésion appréciable. Les faits de ce genre sont assez
multipliés aujourd'hui dans la science ; et fussent-ils
moins nombreux, ils suffiraient encore à un esprit exact
pour enlever à l'inflammation le privilége exclusif de
développer la fièvre. Ne pouvant comprendre la maladie
sans organe malade, le professeur Broussais chercha à
rattacher la fièvre à quelque lésion, et en cela il eut
une pensée heureuse ; mais il se trompa sur le mobile,
comme sur le véritable siége de cet acte morbide. En
plaçant dans le cœur la source des symptômes pyrétiques, le célèbre réformateur aurait dû au moins
nous en démontrer le mécanisme, nous dire comment

____

(1) Examen des doctrines médicales et des systèmes de nosologie,
propositions CXI, CXII, CXIV.

une irritation du cœur augmente la chaleur générale,
donne naissance à la céphalalgie, au brisement des
membres, au malaise, etc. etc. D'un autre côté, en
déduisant les phénomènes pyrétiques de l'irritation du
cœur, il restait à dire pourquoi cette irritation peut
exister sans fièvre. Ne voit-on pas chaque jour chez les
sujets atteints d'hypertrophie du cœur, la circulation
accélérée sans accroissement de chaleur, et sans que les
autres symptômes de la fièvre se développent? D'ailleurs
comment, d'après les notions les plus élémentaires de
physique, concevoir que l'accélération du mouvement
du sang augmente la chaleur générale, si la température de ce fluide reste toujours la même? Qu'un liquide
à trente-six degrés (centigrades) traverse les parties avec
lenteur ou rapidité, il ne pourra jamais dégager plus
de trente-six degrés. Cette fréquence des pulsations du
cœur, rien de plus ordinaire que de l'observer chez des
sujets nerveux, d'ailleurs bien portants. Elle persiste
dans certaines convalescences; chez les enfants surtout
il n'est pas rare de compter cent trente et même cent
quarante pulsations par minute, alors que la chaleur
est calmée, et que les autres symptômes de l'affection
dont ils étaient frappés, ont entièrement disparu. Les
croire encore en proie à la fièvre, serait une erreur;
attendre, pour les nourrir, que le pouls fût revenu à
son rhythme habituel, serait une faute.

Non, ce n'est point l'irritation du cœur qui produit
la fièvre; non, ce n'est point de cette irritation qu'é-
manent tous les symptômes pyrétiques; et il suffisait
de les enchaîner les uns aux autres, pour reconnaître
qu'ils doivent avoir une autre origine. Sans soupçonner
cette origine, Broussais s'aperçut bien qu'il s'était trop

avancé, en faisant de la fièvre une dépendance constante de l'inflammation ; et sans récuser complétement
ses premières opinions, pourtant il leur fit subir plus
tard quelques modifications. « On pourrait, dit-il dans
« la troisième édition de son examen , on pourrait
« mettre en question si *la simple excitation de tout*
« *l'appareil nerveux viscéral* par le sang surabondant,
« à l'occasion du chaud, du froid, d'un exercice outré,
« d'une passion violente, d'un repas trop excitant, etc.,
« ne pourrait pas développer une fièvre d'un jour
« (éphémère inflammatoire), *sans qu'il existât une*
« *véritable inflammation* de l'estomac et de l'intestin
« grêle. Je crois que tous ces mouvements fébriles,
« fort rapprochés des premiers accès des intermittentes,
« sont de véritables *congestions nervoso-sanguines* qui
« se font dans la région supérieure des voies gastriques,
« et qui se résolvent par la sueur; mais donnez-leur
« un degré de plus, et vous en aurez fait des phleg-
« masies gastro-duodénales qui pourront, à la faveur
« de certaines influences, se compliquer d'autres phleg-
« masies. Mais, à coup sûr, elles ne sont, dans le mo-
« ment de leur explosion, ni des bronchites, ni des
« pneumonies, ni des encéphalites, ni des péritonites,
« ni des cardio-artérites, ni des phlébites. » (3ᵉ vol.,
p. 442.) L'illustre professeur pouvait ajouter qu'elles
ne sont pas davantage des gastro-duodénites ; car il a
bien senti que la fièvre peut surgir sans inflammation ;
mais comme, d'après ses idées, il ne pouvait concevoir
une fièvre qui ne dépendît point de quelque phénomène
appréciable, il a imaginé ses *congestions nervoso-san-*
guines pour expliquer les pyrexies qui n'ont pas le
temps de produire une phlegmasie locale. Un pas de

plus, et il proclamait la calorification comme le mobile de la fièvre. L'exaltation générale de cette fonction est en effet le principe et l'essence de toute pyrexie ; et, pour confirmer cette vérité pathologique, j'invoquerai des expériences pratiquées dans un autre but. Afin d'apprécier jusqu'à quel point il est possible de résister à la chaleur, des hommes se sont trouvés, qui ont consenti à se soumettre à une température beaucoup au-dessus du degré normal, et l'on a vu alors le poûls devenir fréquent, la céphalalgie se prononcer, les artères temporales vibrer avec violence; enfin de même que l'application du calorique sur un point circonscrit de la surface du corps, nous a représenté les phénomènes ordinaires de l'inflammation; nous voyons ici, dans l'augmentation artificielle de la chaleur générale, un tableau fidèle de la fièvre.

Nous avons reconnu qu'après l'hématose, la calorification a pour agent, dans toute l'économie, l'appareil ganglionnaire ; c'est donc dans cet appareil que nous devons placer le siége de la fièvre, comme nous y avons placé la cause prochaine de l'inflammation. La chaleur étant générale dans le cours de la fièvre, il faut nécessairement que ce soit dans ses parties centrales, dans un ou plusieurs des principaux plexus et ganglions renfermés dans les cavités viscérales, que le système ganglionnaire ait été impressionné, pour de là étendre ses modifications jusque dans ses divisions les plus éloignées. De même que les convulsions qui frappent à la fois les membres et les autres parties du corps, sont inévitablement liées à une lésion du centre sensitif.

Ainsi se trouve bien simplifiée la question tant et si vainement débattue de l'essentialité des fièvres : si

par fièvre essentielle, on entend une affection sans
siége positif, une affection dont l'économie en masse
soit saisie, un être morbide qui, sans point de départ,
se trouve partout; assurément la fièvre essentielle comprise de cette manière ne saurait exister. Un esprit
sévère ne peut concevoir de maladies sans organes
malades; et ce n'est pas un des moindres mérites de
l'école physiologique, que d'avoir affranchi la science
médicale des langes de l'ontologie qui naguère la souil-
laient encore. Mais si par fièvre essentielle, on désigne
celle qui peut surgir indépendamment d'une inflammation viscérale, celle qui consiste uniquement dans la
lésion des centres nerveux ganglionnaires, on est forcé
d'en admettre la réalité. Il n'est aucune partie de
l'organisme qui, pouvant être frappée sympathiquement
d'une lésion, n'en puisse être aussi atteinte primitivement; et si nous reconnaissons que l'état pyrétique
est toujours lié à une affection des centres ganglionnaires, nous devons reconnaître aussi, tout en
admettant que cet état peut être amené par une inflammation viscérale, qu'il est susceptible encore de
survenir spontanément par des causes plus ou moins
appréciables, mais sans phlegmasie préalable.

Ardent sectateur de Broussais, apôtre éloquent de la
doctrine physiologique, le professeur Bouillaud a, pour
ainsi dire, matérialisé la fièvre. Dans un ouvrage rem-
pli de faits intéressants, il demande s'il existe une seule
maladie sans lésion d'organe; et tant que cette question
restera sans réponse, il considérera la fièvre comme le
résultat de l'inflammation. Rattachant à la circulation
sanguine tous les phénomènes de cet état morbide, il
établit que *la fièvre n'est autre chose que l'inflamma-*

tion ou la simple irritation de l'appareil circulatoire ; qu'elle est à cet appareil, en général, ce qu'est une phlegmasie locale aux capillaires sanguins de l'organe qui en est le théâtre. Après l'angioténique, la seule qui ait son siége primitif dans le centre du système circulatoire, toutes les autres fièvres sont, à ses yeux, symptomatiques d'inflammations locales, et comme il ne conçoit pas qu'un organe puisse communiquer à un autre organe une affection différente de celle dont il est lui-même frappé ; dialecticien sévère, il conclut que toutes sont le résultat de l'extension de phlegmasies locales aux organes de la circulation ; elles sont, pour reproduire son expression, des *phlegmasies locales généralisées.*

Bien que la fièvre ait des rapports réels et fort étroits avec l'inflammation ; bien que souvent l'une soit le produit de l'autre ; pourtant les dissemblances que présentent ces deux états morbides devaient paraître suffisantes pour infirmer une telle pyrétologie, si les faits mêmes sur lesquels le professeur Bouillaud prétend l'appuyer, ne la renversaient complétement. Comme exemples de fièvre angioténique, il rapporte trois observations dont les sujets présentèrent tous les symptômes de cette pyrexie, et à l'ouverture desquels, entr'autres lésions, la membrane interne du cœur et des gros vaisseaux fut trouvée phlogosée. Mais que prouvent ces faits ? A mes yeux ils démontrent, non que la fièvre inflammatoire n'est autre chose que l'angio-cardite elle-même ; mais seulement qu'elle se lie à l'angio-cardite aussi bien qu'à la pneumonie, à la gastrite, aux lésions traumatiques, etc. etc. Toutefois, tel n'est pas le point le plus faible de cette doctrine : pour prouver que les fièvres bilieuse, putride, maligne, ne sont que des phlegmasies locales étendues aux organes de la circulation, le professeur Bouillaud cite vingt sujets morts de ces fièvres ; et l'on pense peut-être qu'il va montrer chez tous des vestiges de phlegmasie dans le cœur et les gros vaisseaux, comme dans les viscères digestifs? nullement : l'angio-cardite ne s'est rencontrée que sur *trois;* et parmi les dix-sept autres sujets, il en est chez lesquels l'inflammation n'a respecté presqu'aucun organe, et le système circulatoire reste sain au milieu des désordres les plus graves. Ainsi, vous fondez votre pyrétologie sur des faits exceptionnels; et, bâtissant sur un terrain si mouvant, comment ne pas vous apercevoir que le sol se dérobe sous votre édifice? Vous avez soin, il est vrai, de prévenir que la simple irritation du cœur et des vaisseaux suffit pour expliquer la fièvre; qu'en outre la membrane interne de ces organes est très-réfractaire à l'inflammation, et que les traces de cet acte morbide y sont très-fugitives. Mais avant tout, il aurait fallu bien définir les mots *irritation* et *inflammation* qui, jusqu'à ce jour, n'ont apporté dans la science qu'une déplorable confusion. Si, par irritation, vous entendez le travail organique auquel est lié l'engorgement sanguin, l'acte vital auquel ressortissent tous les phénomènes matériels de l'inflammation, vainement vous vous efforcerez de séparer cet acte vital des phénomènes matériels qui en sont la conséquence obligée, la raison vous défend d'admettre une cause sans effet, aussi bien qu'un effet sans cause. Autant vaudrait dire que le mercure du thermomètre peut rester insensible à l'action du calorique. Que si, d'un autre côté, par irritation vous entendez une inflammation légère, il faudra dire pourquoi cette *inflammation légère* est exprimée par une *fièvre violente;* il faudra dire pourquoi, après une durée *de plus d'un mois*, elle ne laisse aucune trace, bien que parfois elle s'accuse par des vestiges incontestables, après une durée *de huit jours*. Le professeur Bouillaud a parfaitement compris que la fièvre et l'inflammation se touchent par leur principe; mais la nature de ce principe lui échappe. Son inflammation locale généralisée n'est qu'un rêve; car si pendant la fièvre le sang est réparti à tous les tissus dans les proportions ordinaires, aucun n'en contiendra plus qu'il n'en contient d'habitude; et il n'y aura d'inflammation nulle part, à moins qu'on ne veuille admettre cet état morbide sans fluxion sanguine. Si, au contraire, la répartition du sang se fait dans de nouvelles proportions, il y aura des tissus qui en recevront plus que d'ordinaire, d'autres moins; et alors ces derniers, sans doute, ne seront pas envahis. L'inflammation ne sera donc pas générale, et la proposition reste entachée de contradiction dans ses propres termes.

Mais un ensemble de symptômes ne se transmet pas ainsi de toutes pièces d'un organe à un autre organe; ce qui se transmet, c'est la faculté de les produire, c'est la modification vitale qui tient sous sa dépendance tous ces symptômes matériels; et cette modification vitale n'est autre chose que l'exaltation de la calorification. Limitée à une partie circonscrite du corps, elle s'accompagne de tous les caractères de l'inflammation; étendue à l'économie entière, elle produit tous les symptômes pyrétiques, et les lois physiques nous rendent raison de la différence de ces effets : si le sang circulait dans des canaux toujours libres, sans éprouver jamais de résistance; comme les molécules des liquides sont mobiles les unes sur les autres, et en quelque sorte indépen-

dantes; un excès partiel d'impulsion aurait seulement
pour effet d'augmenter la vitesse de la circulation dans
certaines veines où le sang formerait une colonne divisée
par le mouvement en deux parties, dont l'une plus rapide correspondrait aux capillaires de l'organe plus chaud;
l'autre aux capillaires des organes restés sains; et l'on ne
verrait pas l'exagération locale de la calorification s'accompagner d'engorgement sanguin. Mais il n'en est pas
ainsi : on sait qu'à chaque contraction des oreillettes du
cœur, il s'opère un reflux du sang dans les veines, et
que ce reflux est modéré par les valvules de ces vaisseaux; or, il y a dans le poids du liquide reposant sur
ces valvules, une résistance à vaincre, résistance contre
laquelle vient échouer un surcroît partiel d'impulsion,
qui ne peut plus s'exercer alors que sur les parois des
vaisseaux capillaires, et ces derniers sont ainsi distendus. Lorsqu'au contraire, toute l'économie est en proie
à un excès de chaleur, cette résistance est facilement
surmontée par un surcroît général d'impulsion; le mouvement du sang veineux en devient plus rapide, et il
n'y a d'engorgement nulle part. Seulement, le cœur,
comme nous le verrons bientôt, précipite ses contractions
pour répondre à la vitesse avec laquelle le sang est versé
dans ses cavités.

Caractère initial et essentiel de la fièvre, l'exaltation
de la calorification s'accompagne toujours de symptômes
plus ou moins nombreux qui en dépendent d'une manière immédiate, et dont il importe de chercher le mécanisme, d'étudier la filiation. Parmi ces symptômes, la
fréquence du pouls est évidemment celui qui paraît
suivre la chaleur de plus près, et en dériver en quelque
sorte inévitablement. Jusqu'à ce jour, on n'a point en-

core déterminé d'une manière positive le système nerveux à l'action duquel se trouvent liées les contractions
du cœur. D'un côté, Legallois détruit la moëlle épinière, et abolit la circulation; d'un autre côté, Brachet
enlève le ganglion cardiaque, et anéantit également le
mouvement circulatoire du sang. Mais que voudrait-on
arguer d'expériences qui font périr les animaux dans
les tortures les plus affreuses? Quand les vivisections
exigent des désordres aussi considérables, la science
n'en saurait déduire aucune conclusion, tirer aucun
profit. Aussi l'expérimentateur trouve-t-il alors des résultats variables, suivant la force de l'animal, son âge, les
conditions dans lesquelles il se trouve placé, l'habileté
enfin avec laquelle est conduite l'expérience. À mes
yeux, il serait peu rationnel de dépouiller l'appareil
nerveux encéphalique de son rôle ordinaire; et puisqu'il
est condition indispensable de la contraction des autres
organes musculaires, il est vraisemblable encore que
c'est lui qui donne au cœur la faculté de se contracter.
D'ailleurs l'anatomie comparée, dont le témoignage n'est
assurément point illusoire, comme l'est trop souvent
celui des expériences pratiquées sur les animaux vivants;
l'anatomie comparée, dis-je, résout la question tout en
faveur du système cérébro-spinal. Ainsi les animaux
vertébrés à sang froid chez lesquels le nerf trisplanchnique est à l'état rudimentaire, ont un cœur doué pourtant de la faculté de se contracter; et ce cœur ne reçoit
que des nerfs encéphaliques. Néanmoins, plus l'organisation est compliquée, plus l'existence exige de conditions; et c'est ainsi qu'en arrivant aux premiers anneaux
de la chaîne animale, on voit, avec une nouvelle fonction générale, se montrer un nouveau système nerveux,

non moins que le premier nécessaire à la vie. Ces deux systèmes nerveux sont, dans les animaux à sang chaud, les leviers de l'existence; et ce serait vainement qu'on chercherait à doter l'un de quelque supériorité sur l'autre. Pour assurer la continuité de son action, le système nerveux cérébro-spinal réclame l'innervation ganglionnaire, de même que l'appareil ganglionnaire exige, pour l'exercice de ses facultés, l'innervation encéphalique; et toujours le cœur cessera ses fonctions dès que l'un de ces deux systèmes lui aura soustrait son influence. Quoi qu'il en soit, et dans quelque ordre de nerfs que cet organe puise la source de ses contractions, celles-ci trouvent encore dans le sang un mobile matériel; et elles sont d'autant plus fortes et plus fréquentes, que ce liquide circule plus rapidement dans les veines. Or, après avoir parcouru la moitié de sa course sous la puissance du cœur, le sang revient à son point de départ, à la faveur de la force calorisatrice des vaisseaux capillaires; et lorsque cette force est accrue, la circulation veineuse devient plus rapide, et le cœur y répond par la fréquence de ses contractions. Ainsi se trouvent liées et enchaînées l'une à l'autre la calorification et la circulation, et comme toutes les modifications de cette dernière fonction s'expriment par les pulsations artérielles, on trouve dans le pouls des signes précieux pour asseoir le diagnostic et le pronostic des maladies, et des indications positives pour la direction du traitement. Toutefois, il s'en faut que tout ce qu'on a écrit à cet égard soit fondé sur la vérité : la plupart des médecins qui se sont occupés du pouls, en ont multiplié à l'infini les nuances; et en attribuant à l'inflammation de chaque organe une modification spéciale de la pulsation artérielle, ils n'ont créé au diagnostic qu'une base infidèle, et ont embarrassé l'art sphygmique de difficultés qui restent insurmontables parce qu'elles ne reposent point sur la réalité. Non contents d'avoir ainsi attaché à l'inflammation de chaque organe un signe imaginaire, ils ont encore divisé le pouls en *critique* et *non critique*; et poussant l'illusion jusqu'au bout, ils l'ont doté d'un caractère différent, suivant que la crise doit s'opérer par les voies situées au-dessus ou au-dessous du diaphragme. Le séméiologiste est ici tombé dans une faute trop commune au thérapeutiste : quand celui-ci a reconnu dans un corps quelque action sur l'économie, il l'applique d'abord à une maladie, puis à une autre souvent opposée; enfin il en fait une panacée universelle, sans qu'aucune vue scientifique, aucune raison physiologique dirige son expérimentation. Le séméiologiste, de son côté, ayant d'abord reconnu que le pouls est modifié dans la plupart des maladies, a cherché à les juger toutes à ce seul caractère; il a voulu forcer le parti qu'on en pouvait tirer, et a ainsi créé des nuances qui n'existent point dans la nature; ou qui, si elles existent, ne sont nullement susceptibles des applications qu'on en a faites.

Si, primitive, la fièvre n'a encore allumé l'inflammation dans aucun organe, elle se présente sous la forme angioténique, et le pouls est plein, fort et fréquent. Il conserve le même caractère si l'inflammation, quel qu'en soit le siége, existe sans agitation nerveuse, sans coma, et sans gêne de la respiration. Que la fièvre soit portée à un très-haut degré, les contractions du cœur devenues plus fréquentes et plus fortes, presseront les colonnes de sang dans les tubes artériels, et les pousseront avec assez de violence pour exercer un effort latéral sur les parois de ces tubes, et les distendre. Ces parois revenant ensuite sur elles-mêmes, réagiront sur le sang, et produiront une pulsation secondaire ; c'est le pouls rebondissant ou redoublé, le pouls dicrote de Galien. Le sang alors, remplissant et engorgeant les vaisseaux capillaires, tend à se faire jour par toutes les issues qui lui sont ouvertes ; et l'on voit apparaître l'hémorrhagie nasale chez le jeune sujet, l'hémorrhagie utérine chez la femme, le flux hémorrhoïdal chez le vieillard.

Si une inflammation très-circonscrite existe dans le tissu pulmonaire, la circulation n'en est pas retardée, et le pouls conserve de la force. Mais que la phlegmasie envahisse une grande étendue des organes thoraciques ; que le poumon soit privé de sa perméabilité, vainement alors le ventricule droit poussera le sang dans les vaisseaux de l'hématose : ceux-ci, comprimés par l'engorgement inflammatoire, n'en admettront qu'une faible quantité, qui formera une colonne exiguë dans les vaisseaux artériels servis par le ventricule gauche, et le pouls sera petit, fréquent et serré. Il aura le même caractère si la phlogose, bien que peu étendue, est partagée par la plèvre : la douleur qui résulte alors des mouvements de la poitrine met obstacle à la dilatation des poumons, et par suite à la circulation pulmonaire. La même modification du pouls se retrouve encore dans la péritonite : on sait que, dans cette affection, le moindre mouvement est excessivement douloureux ; et les malades, dans l'immobilité la plus complète, compriment la respiration, et, comme dans les cas précédents, gênent la circulation thoracique. Enfin, si l'inflammation a établi son siége dans le cœur ou ses dépendances, cet

organe est complétement troublé dans l'exercice de ses
fonctions ; il entre comme en convulsion, et le pouls alors
fait sentir des vibrations irrégulières plutôt que de véritables pulsations.

L'inflammation du parenchyme cérébral peut bien,
dans le principe, comme beaucoup d'autres inflammations, amener dans le pouls de la force et de la fréquence ; mais pour peu qu'elle dure, elle ne tarde pas
à produire un effet contraire : empêché alors dans son
action, le cerveau perd une partie de son influence sur
les organes calorisateurs, et la chaleur diminue. Et de
même que nous avons vu la fréquence du pouls se rattacher à l'exagération de la calorification générale, nous
voyons ici la lenteur des pulsations artérielles accompagner la diminution de la température animale. Ici
j'arrête les détails, bien que ce sujet soit plein d'intérêt ;
mais j'en ai dit assez pour faire concevoir que, dans
l'étude des maladies, on ne saurait apprécier les divers
caractères du pouls, qu'en les rapportant à leur cause
physiologique ; j'en ai dit assez pour faire comprendre
qu'avec un examen attentif, doivent s'évanouir toutes
ces distinctions du pouls qui, pour avoir été conçues
avec effort, n'en sont ni plus justes, ni plus solides.
La science est assez compliquée, l'art assez difficile,
sans créer encore de vains écueils, des embarras ima-
ginaires.

La chaleur et la fréquence du pouls sont les deux
symptômes par lesquels se dessine ordinairement la
fièvre. Mais élevé à certain degré, cet état morbide se
signale encore par d'autres phénomènes dont nous
pouvons saisir la filiation. Ainsi surviennent la soif,
l'inappétence, la céphalalgie, le brisement des mem-

bres, etc. Lorsque la chaleur est très-prononcée, les capillaires sanguins distendus par la dilatation du sang, perdent leur action sur ce liquide, et les sécrétions se suppriment. C'est ce qu'on observe localement au début de l'inflammation de tout organe exhalant ou sécréteur; c'est ce qu'on observe dans toute l'économie, à l'invasion de la fièvre. Tous les tissus alors rougissent et se sèchent, le pharynx comme les autres, et la soif se prononce ; la soif qui, bien à tort sans doute, a été considérée comme nécessairement liée à la phlogose de l'estomac. Ce symptôme n'accompagne l'inflammation du ventricule, que lorsque celle-ci a donné lieu à la fièvre : une dame est atteinte, depuis plusieurs années, de gastro-entérite chronique, caractérisée par la douleur de l'épigastre, douleur qui s'étend souvent à l'ombilic, par des nausées, des alternatives de diarrhée et de constipation ; enfin par un trouble constant de la digestion. Dans cet état, la soif est nulle, et l'appétit, bien qu'à un faible degré, se fait pourtant sentir. Mais que vienne la fièvre : continue ou intermittente, c'est alors qu'avec tous les symptômes qui constituent cet état morbide, se prononce une soif inextinguible. Ce fait n'a assurément rien d'extraordinaire ; il n'est que l'image exacte de ces milliers de malades que présente la pratique journalière ; et c'est pour cela que je le mentionne, persuadé que la science ne doit, ne peut s'appuyer que sur les observations cliniques de tous les jours, et non sur des cas exceptionnels dont la raison physiologique se soustrait à nos recherches. Or, chez cette malade, nous voyons l'état phlegmasique de l'estomac, d'abord insuffisant pour produire la soif, ne donner lieu à ce symptôme que par la médiation de la fièvre ; c'est-à-dire lorsque les centres ganglionnaires ont irradié la chaleur dans toute l'économie, et que, par suite de la rapidité de la circulation et de la distension des vaisseaux capillaires, tous les organes exhalants ont cessé leurs fonctions. C'est sans plus de raison, qu'on a encore rattaché à l'inflammation de l'estomac l'inappétence qui a lieu pendant la fièvre. Ne sait-on pas que la moindre commotion, physique ou morale, suffit pour enlever l'appétit et troubler la digestion? Et quand un sujet est en proie à une chaleur ardente, qu'il est brûlé par la soif, que ses membres sont brisés, qu'il est enfin dans un malaise général, comment serait-il disposé à recevoir des aliments? Comment pourrait-il digérer? De même que toutes les autres sensations, celle de l'appétit a son siége dans les nerfs de l'appareil cérébro-spinal; c'est ce tissu qui est désagréablement impressionné, lorsqu'il y a inappétence ou dégoût des aliments. Mais ce symptôme, considéré en lui-même et indépendamment de tout autre, n'exprime nullement une lésion matérielle telle que l'inflammation, acte morbide qui ne peut être rapporté, comme je l'ai démontré, qu'au système nerveux ganglionnaire. Sans doute, et c'est ce qui arrive souvent, les nerfs calorisateurs peuvent exercer sur les nerfs sensitifs une influence qui les trouble dans leurs fonctions; mais il arrive fréquemment aussi que l'appétit se prononce malgré la phlegmasie gastrique, lorsque celle-ci n'est point accompagnée de fièvre; tandis qu'il y a toujours inappétence lorsque l'état fébrile se manifeste, au moins à un degré élevé.

La céphalalgie qui s'observe si fréquemment pendant le cours de la fièvre, est regardée par les médecins

physiologistes comme sympathique de l'inflammation
de l'estomac. Sans nier les rapports qui peuvent exister
entre ce viscère et le cerveau; sans contester la part
que celui-ci peut prendre aux souffrances de celui-là,
il faut pourtant convenir que, d'un côté, la douleur de
tête n'accompagne pas toutes les gastrites et que, d'un
autre côté, l'état fébrile suffit pour la produire. C'est
qu'elle se rattache au phénomène primitif et essentiel
de la fièvre, l'augmentation de la chaleur animale. Le
cerveau est, comme on sait, enfermé dans une boîte
osseuse inextensible, et cet organe reçoit, proportion-
nément à son volume, une quantité considérable de
sang. Or, quand, par un surcroît de calorique, ce liquide
est dilaté, il tend à augmenter le volume du cerveau,
qui se trouve ainsi comprimé par le crâne, et comme
étranglé. Les fébricitants expriment parfaitement cet
effet, lorsqu'ils disent que leur cerveau ne peut plus
être contenu dans le crâne, et que celui-ci va se rompre
pour obéir à cet effort excentrique.

C'est encore à l'essence, au principe, au siége de
la fièvre qu'il faut remonter, pour saisir le mécanisme
du brisement des membres, qui manque si rarement
pendant le cours de cette affection. On sait qu'un ganglion se trouve à l'insertion de chaque nerf vertébral;
que ce ganglion appartient, suivant l'observation de
Haase, confirmée depuis par Prochaska et Scarpa, à la
racine postérieure seulement du nerf spinal, l'antérieure
n'étant réunie au ganglion que par du tissu cellulaire
lâche. Or si vous remarquez que cette partie postérieure
paraît douée du sentiment, tandis que l'autre a la
faculté du mouvement en partage, et si vous tenez
compte aussi du rameau de communication qui, de

chaque nerf spinal, se porte au ganglion voisin du tronc sympathique, vous aurez la clef de l'action réciproque de la calorification et de la sensation; et vous apercevrez la raison anatomique de cette lassitude, compagne presque inséparable de la fièvre.

Lorsque l'affection du système ganglionnaire se présente simple, franche, exempte de complication, la fièvre revêt la forme inflammatoire; c'est l'angioténique de Pinel. Il n'y a encore dans les viscères aucun changement matériel; nulle part encore l'inflammation n'a porté ses ravages; mais que, par une cause quelconque, les nerfs ganglionnaires des organes digestifs deviennent le siége d'un travail calorisateur exagéré, vous aurez alors une phlegmasie d'une portion plus ou moins considérable du tube gastro-intestinal, phlegmasie qui s'exprimera tantôt par les nausées, les vomissements, l'amertume de la bouche, la douleur épigastrique; tantôt par les coliques, la diarrhée, la douleur ombilicale. Dans le premier cas, c'est la fièvre bilieuse; dans le second, la fièvre muqueuse. Si, du système ganglionnaire l'affection s'étend à l'appareil cérébro-spinal, celui-ci est modifié dans ses fonctions sensitives, comme celui-là dans son action calorisatrice, et vous aurez la fièvre nerveuse, la fièvre maligne des anciens auteurs, l'ataxique du nosographe. Ici la lésion du système sensitif se lie à la lésion générale du système calorisateur; et l'encéphale peut être libre de toute inflammation. Mais conduite par les nerfs ganglionnaires qui accompagnent les artères, il se peut aussi que l'inflammation se précipite sur cet organe; et comme elle se révèle par le même ordre de phénomènes, il n'est pas facile de dire, pendant la vie, à quel mode de lésion ceux-ci

doivent être rapportés. Plus d'une fois, et sous les yeux
du fondateur de l'école physiologique, j'ai procédé à
l'ouverture de sujets morts de fièvre ataxique, et dont
les organes digestifs, pas plus que le cerveau et la
moëlle épinière, ne livraient le moindre secret au scal-
pel investigateur. Ces cas étaient regardés comme exceptionnels; mais quoi! des exceptions dans les sciences
physiques! Quand une doctrine, tout en systématisant
un grand nombre de faits, n'est point assez large pour
les embrasser tous, elle peut sans doute approcher de
la vérité, mais n'est point encore la vérité tout entière.
Moi, je conclus des faits que je viens de signaler, que
la fièvre peut naître et se développer, déterminer les
accidents nerveux les plus saillants et occasionner la
mort, sans avoir pour cause une lésion matérielle appréciable, inflammatoire ou autre. Et privés que nous
sommes des lumières de l'anatomie pathologique, c'est
à l'observation des symptômes pendant la vie que nous
devons recourir pour bien juger l'état morbide. Ces
symptômes sont tous liés à la calorification et à la sensation, il faut donc en placer le mobile dans les appareils chargés de ces deux fonctions. Et c'est ainsi que
par une analyse rigoureuse, dissipant l'obscurité de la
question, vous arrivez à reconnaître que la fièvre ataxique n'est autre chose que l'excitation des deux systèmes
nerveux, traduite au dehors par la chaleur extrême et
l'agitation excessive du malade.

Lorsque l'affection a duré assez long-temps pour al-
térer profondément toutes les fonctions et vicier la nutrition en particulier, les liquides de l'économie finissent
par être privés de leurs qualités normales; les solides
perdent leur consistance et se désorganisent à la moin-

dre inflammation. C'est la fièvre putride des anciens, adynamique de Pinel, qui se signale par l'odeur fétide des excrétions, une langue noire, des dents fuligineuses, des pétéchies, en un mot, par une sorte de décomposition. Cette forme redoutable, que la fièvre ne présente ordinairement qu'après un certain laps de temps, elle l'offre parfois au début, chez des sujets appauvris par une habitation insalubre, une alimentation insuffisante ou de mauvaise nature, ou par une affection chronique préexistante. Chez ces sujets, les liquides et les solides sont placés, de longue date, dans des conditions telles qu'ils ne peuvent, ceux-ci résister à l'action désorganisatrice de l'inflammation, ceux-là supporter un nouveau degré d'altération.

Tous les organes peuvent être atteints de phlegmasie pendant le cours de la fièvre; et c'est tantôt la nature de la cause morbigène, tantôt la disposition du sujet qui décide du point qui doit être frappé. Toutefois, tant que les essentialistes, bien que refusant aux phlegmasies locales le pouvoir exclusif de développer la fièvre, ne pourront assigner à cet acte morbide un siége positif; tant qu'ils en feront, en un mot, une *entité morbide*, ils ne seront point accueillis dans leur prétention de lui faire produire l'inflammation. Vainement présenteront-ils des faits en faveur de leur opinion : ces faits, aux yeux de leurs adversaires, seront répudiés par la logique; ils seront jugés par une fin de non-recevoir. Que si, au contraire, saisissant la filiation des phénomènes qui constituent la fièvre, nous arrivons aujourd'hui à son point de départ; que si, découvrant les rapports qui l'unissent à l'inflammation, nous démontrons dans ces deux états pathologiques une identité de nature; que

si enfin nous touchons dans le système ganglionnaire le
siége des deux affections, certes alors nous aurons droit
à un examen plus sérieux. Restituant d'ailleurs aux faits
cliniques leur imprescriptible valeur, nous admettrons
comme *essentielle* la fièvre qui ne sera d'abord accompagnée d'aucune inflammation locale ; et si après une
certaine durée de cette affection, nous voyons apparaître des symptômes de phlegmasie, loin d'imputer les
phénomènes pyrétiques à cette dernière, qui n'existait
point encore au debut, nous en ferons au contraire une
dépendance, et si j'ose m'exprimer ainsi, une extension
de la fièvre. Un enfant de six ans, après s'être fatigué
plus que de coutume aux jeux de son âge, est saisi tout
à coup d'une fièvre caractérisée par la chaleur générale,
la soif et l'accélération du pouls ; d'ailleurs la langue
est nette ; il n'y a de sensibilité dans aucun point du
ventre, et la tête n'est nullement douloureuse. Le lendemain matin à huit heures, il n'y a pas plus que la
veille signe de phlegmasie locale ; la fièvre a continué au
même degré, et le pouls, comme au début, donne cent
trente pulsations par minute. A dix heures, une péritonite violente éclate : la sensibilité excessive de tout le
ventre, les vomissements répétés en sont les principaux
symptômes, et pourtant la fièvre n'est point augmentée.
Six sangsues appliquées à la région ombilicale apaisent
tous les accidents, à l'exception des symptômes fébriles,
qui persistent jusqu'au lendemain matin. Alors la chaleur et la soif commencent à céder, l'appétit se prononce,
et le jeune convalescent peut déjà faire de légers repas
malgré la fréquence du pouls qui, plusieurs jours encore,
marque cent vingt pulsations par minute. Dans ce fait,
j'avoue que je cherche vainement les signes non équi-

voqués d'une phlegmasie locale au début de la maladie. Ce jeune sujet d'abord fut donc frappé de fièvre ; l'inflammation du péritoine ne se développa que consécutivement, on ne saurait le nier ; et il est évident qu'elle n'était qu'une extension de la lésion dont la fièvre était elle-même la conséquence.

Comme les autres pyrexies, les fièvres exanthématiques ont pour agent le système ganglionnaire, car c'est encore dans la calorification qu'il en faut chercher et le principe et l'essence. Bien que les phénomènes d'incubation qui en marquent l'invasion, bien que les diverses phases qui en signalent la marche annoncent suffisamment que l'économie entière est soumise à l'empire de la cause morbifère, l'école physiologique, on devait s'y attendre, en a fait des phlegmasies locales. Mais pour soutenir une telle doctrine, il lui a fallu créer des analogies forcées, rapprocher des faits qui se repoussent ; il lui a fallu, en un mot, toutes les subtiles ressources d'une logique captieuse, mais non sévère. Ainsi, au mépris de l'ordre dans lequel se succèdent les divers phénomènes de ces maladies, cette école a rattaché à quelques symptômes à peine sensibles d'inflammation locale le trouble général survenu dans l'organisme, trouble général qui pourtant a commencé la chaîne des accidents dont il est le premier anneau. A ce titre, le catarrhe oculaire et bronchique de la rougeole a été jugé suffisant pour produire tous les symptômes pyrétiques, tandis que chaque jour, sous l'empire d'autres causes, il s'offre à notre observation exempt de fièvre, bien que plus prononcé. Il en a été de même de l'angine pour la scarlatine. Mais la variole n'a plus présenté la même ressource ; fréquemment, la fièvre qui l'annonce n'est

accompagnée d'aucun symptôme bien tranché d'inflammation ; et c'est la gastro-entérite qui est alors venue au
secours de cette pyrétologie qui était renversée du coup,
si la fièvre d'incubation n'avait pu être rattachée à quelque phlegmasie locale. Cependant, pas plus que les
autres fièvres dites essentielles, la variole n'est une
phlegmasie locale, et si un instant elle fut considérée
comme telle, c'est qu'on s'était persuadé que les symptômes qui caractérisent la fièvre n'étaient autre chose
que ceux de la phlogose du tube digestif. A la faveur de
cette confusion, partout où il y avait fièvre, il y avait
gastro-entérite, et de cette erreur découle cette proposition de l'Examen des doctrines : *toute inflammation
assez intense pour produire la fièvre en parvenant au
cœur, l'est assez pour être transmise en même temps
à l'estomac et au cerveau.* La variole, la rougeole, la
scarlatine, etc., sont donc des fièvres essentielles, c'est-
à-dire des fièvres qui se lient à une affection générale
du système ganglionnaire, affection dont les symptômes
varient suivant la cause dont elle est le produit. Mais
pourquoi la fièvre s'accompagne-t-elle de phénomènes
si divers ? pourquoi ici des taches rouges, arrondies et
circonscrites avec l'ophthalmie et la bronchite ; là, des
taches moins étendues et non circonscrites avec l'angine ;
ailleurs des pustules avec le gonflement excessif de toute
l'enveloppe cutanée ? Pour résoudre cette question, il
faudrait connaître et l'agent toxique dont l'influence se
fait si vivement sentir à toute l'économie, et la nature
des rapports qui existent entre cet agent toxique et le
système ganglionnaire qui en reçoit l'impression ; il faudrait avoir une connaissance exacte des dispositions
anatomiques les plus moléculaires de nos tissus ; il fau-

drait enfin non-seulement poser les conditions de la calorification, mais aussi en calculer rigoureusement les lois. Les nerfs de la sensibilité nous cachent leur action sous un voile aussi mystérieux, et nous ignorons complétement pourquoi la douleur et le plaisir ont des modes si variés dans les mêmes organes. Qu'il nous suffise ici d'avoir constaté que toutes les affections fébriles sont sous la dépendance immédiate de l'appareil ganglionnaire ; et à celles que j'ai déjà signalées, il faut joindre toutes ces maladies miasmatiques qui, sous les noms de *typhus, peste, fièvre jaune, choléra-morbus*, etc., lèvent sur l'humanité l'impôt anticipé de la mort. Chacune a sa forme, suivant l'agent délétère qui lui a donné naissance ; et si les lésions matérielles sont insuffisantes pour l'explication des phénomènes morbides par lesquels elle s'annonce, ceux-ci prouvent assez que la machine organique a été frappée dans son centre ; que la vie a été attaquée dans sa source.

Dès 1811, M. Petit avait reconnu le gonflement et l'ulcération des follicules muqueux de l'intestin grêle chez des sujets qui avaient présenté l'ensemble des symptômes de la fièvre putride des anciens. Sans doute alors il ne croyait pas à l'importance que devait acquérir plus tard cette découverte, car il se borna à demander, pour sa *fièvre entéro-mésentérique*, une place dans la classification philosophique, et cette place lui fut même refusée. Le nosographe avait-il déjà le pressentiment des critiques amères réservées à sa vieillesse, et ne relégua-t-il cette affection dans l'ordre des phlegmasies, que par la crainte d'acérer lui-même les traits d'une école qui devait briser son sceptre ? Quoi qu'il en soit, depuis les travaux de MM. Bretonneau, Louis, Chomel, etc., etc., la fièvre entéro-mésentérique est devenue la base d'une nouvelle pyrétologie, qui pose en principe que le gonflement des follicules muqueux n'est qu'un exanthème interne, résultat et non cause de la fièvre, de même que les pustules varioliques ne sont que l'expression et non le mobile de la lésion à laquelle est en proie toute l'économie. On a donné à cette affection le nom de fièvre typhoïde, et, à l'exemple des autres maladies exanthématiques, elle a été placée sous l'empire d'une cause spéciale. L'école moderne va plus loin : toutes les fièvres décrites par Pinel viennent se fondre dans cette fièvre typhoïde, à l'exception de l'angioténique, que l'on considère comme un simple mouvement fébrile, tantôt essentiel, tantôt symptomatique d'une inflammation traumatique ou non.

Des observations ultérieures aideront sans doute à soulever le voile qui couvre tant de mystères ; mais il s'en faut qu'aujourd'hui cette doctrine soit appuyée sur une démonstration rigoureuse, et le triomphe de l'école moderne prouve moins à mes yeux la justesse de ses errements, que le besoin d'une systématisation scientifique, le besoin vivement senti de suivre le lendemain un drapeau nouveau, lorsque les illusions qui se rattachaient à celui de la veille se sont évanouies. Que les fièvres essentielles des auteurs soient autre chose que de simples gastro-entérites, cela n'est pas douteux ; que la fièvre puisse elle-même déterminer la phlogose gastro-intestinale, cela est encore positif. Mais ce qui ne me paraît pas aussi certain, c'est que toutes les fièvres essentielles ne soient que des variétés de la typhoïde, et qu'une cause spéciale, toujours la même, leur donne à toutes naissance.

Vous admettez une fièvre simple ou mouvement fébrile; mais cette fièvre simple est sans doute susceptible de progrès, comme votre fièvre typhoïde, comme les fièvres exanthématiques, comme les phlegmasies, comme les névroses, comme toutes les maladies, enfin; or, ces progrès, quels sont-ils? comment les caractérisez-vous? Si cette fièvre, simple d'abord dans sa nature, augmente sous l'influence de médicaments inappropriés, ou sous l'empire de toute autre cause; qu'alors elle précipite l'inflammation sur l'abdomen ou sur l'encéphale; ou seulement qu'elle développe des phénomènes nerveux sans même de phlogose, en ferez-vous de votre plein pouvoir une fièvre typhoïde? Mais ce serait le renversement de toutes les idées; ce serait pour la science une dangereuse confusion. Quand, sous l'influence du froid, une pneumonie éclate, et que, peu grave au début, elle fait ensuite d'alarmants progrès, le danger du malade en change-t-il la nature? et attendez-vous que celui-ci meure ou guérisse pour faire de cette affection une pneumonie simple ou une pneumonie spéciale? J'ignore si je me trompe, mais si je voulais insulter à la raison, j'argumenterais ainsi. Ce n'est pas tout : bien que le gonflement des follicules de l'intestin ne soit pas constant dans la fièvre typhoïde, on n'a pourtant pas voulu dépouiller cette affection du caractère exanthématique, et on a argué de fièvres éruptives sans éruption cutanée, pour admettre des fièvres typhoïdes sans éruption intestinale. Hypothèse malheureuse dont le vice se trahit par la contradiction de ses propres termes! Vainement des écrivains respectables ont prêté à cette opinion étrange l'appui de leur autorité, le plus simple bon sens la répudie, et les faits lui refusent toute sanction; ainsi, au milieu de ces écrits nombreux qui, chaque jour, viennent enrichir vos bibliothèques ; parmi cette multitude de recueils périodiques remplis d'observations longuement détaillées, combien comptez-vous de faits qui constatent d'une manière non douteuse la réalité des rougeoles sans érythème, des varioles sans pustules ? Si les *variolæ sine variolis* étaient possibles, l'éruption ne serait plus qu'un phénomène secondaire de la maladie, et ce phénomène serait variable en intensité, indépendamment de tous les autres symptômes. On verrait ainsi, non-seulement des varioles mortelles sans éruption, mais encore des varioles mortelles avec une éruption modérée. Or, ici j'en appelle encore aux faits : je déclare avoir observé un grand nombre de varioleux, et je n'en ai pas vu mourir un seul qui ne fût horriblement défiguré, et dont la peau, énormément tuméfiée, n'offrît l'aspect le plus repoussant. J'ai toujours vu la violence de l'éruption représenter fidèlement la souffrance intérieure. L'école moderne n'a tiré de l'oubli la doctrine des fièvres éruptives sans éruption, que pour la faire servir à ses intérêts ; mais, comme pour en porter la condamnation, poursuivant le principe dans toutes ses conséquences, on voit aujourd'hui des écrivains signaler des fièvres catarrhales sans catarrhes, des fièvres rhumatismales sans rhumatisme ; et bientôt peut-être, on vous annoncera des fièvres intermittentes sans intermittence. Et quels sont ceux qui abusent ainsi du raisonnement ? ceux-là même qui traitent avec mépris tout ce qui tient au dogme ; qui prétendent n'invoquer de lois que celles des faits ; qui enfin, dans leur orgueilleux empirisme, repoussant toute interprétation, voudraient briser les liens qui de tout temps enchaînèrent là philosophie à la science médicale. La philosophie, comme on voit, leur tient rigueur; et privés de son appui, s'ils descendent dans le champ de l'induction, c'est pour s'y égarer.

Nous avons jusqu'ici, par une sévère analyse de tous les caractères de la fièvre, établi le mécanisme de cet acte morbide; mais s'il restait quelques doutes encore, la fièvre intermittente achèverait la conviction. Cette maladie, qui se signale par des retours périodiques de frisson et de chaleur, quel organe ou quel système d'organes pourrait en rendre compte, si ce n'est l'appareil de la calorification? Broussais, qui avait transformé en gastro-entérites toutes les fièvres continues, fit subir aux intermittentes la même métamorphose, parce qu'il avait reconnu que les unes et les autres ont le même mobile; et son erreur ne fut que la conséquence d'une première erreur. C'est avec raison que l'école moderne en a fait un ordre distinct, car si les fièvres intermittentes se rapprochent des fièvres continues par la source de leur développement, qui consiste dans une lésion de la calorification, au moins est-il certain que cette lésion n'est pas identique, puisqu'elle diffère à la fois et par la cause qui la produit, et par la marche de l'affection qui en est le résultat, et par le traitement qui lui est applicable.

De même que l'excès de chaleur, dans les pyrexies continues, est suivi de symptômes qui se lient et s'enchaînent; de même, dans les intermittentes, le froid amène des résultats dont la filiation offre au médecin philosophe un sujet intéressant d'études. Parvenu aux dernières extrémités de l'arbre artériel, le sang, dans l'état physiologique, éprouve là une dilatation qui est le principal mobile de sa progression dans les veines ; or, ici, cette impulsion a décrû en raison directe de la diminution de la température animale; et par cela même que sous l'empire de la chaleur fébrile, le sang circule avec plus de rapidité et colore tous les tissus d'un rouge vif, nous voyons ici la circulation veineuse se ralentir, et la peau prendre une couleur violette et plombée. Par suite de ce ralentissement de la circulation veineuse, le cœur ne reçoit qu'une faible quantité de sang, et le pouls devient petit. Il est lent si le froid n'est pas très-prononcé, mais il acquiert beaucoup de fréquence si le frisson est violent; c'est qu'alors le cœur ne reste plus impassible au milieu de l'agitation de tout le système musculaire, agitation si vivement partagée par les muscles de la respiration. Dans cet état pathologique, les vaisseaux capillaires de la surface du corps diminuent de calibre en revenant sur le sang condensé, et les colonnes de fluide qui se succèdent dans ces vaisseaux sont d'autant moins considérables que la condensation de celles qui les ont précédées a été plus sensible. Il s'opère enfin un phénomène inverse à celui qui caractérise l'ardeur pyrétique, en sorte qu'il y a même des capillaires sanguins qui s'oblitèrent. Alors se produit au centre de l'économie une retraite du fluide circulatoire, et ce sont les viscères les plus pourvus de vaisseaux qui deviennent le théâtre de cette concentration. C'est ainsi que se remarque, à la suite des fièvres intermittentes fréquemment renouvelées ou longtemps entretenues, l'engorgement du foie et surtout de la rate; mais cet engorgement purement passif ne peut pas être considéré comme phlegmasique; car, je l'ai déjà dit, une injection sanguine ne suffit pas pour établir l'existence de l'inflammation; il faut encore que cette injection sanguine se rattache à un acte vital et non mécanique, acte vital qui la produise, la développe et l'entretienne; en un mot, il faut qu'elle se rattache à l'excès de la calorification. Certes, je ne nie pas la production de véritables phlegmasies à l'occasion du frisson de la fièvre intermittente; et ce frisson détermine assez souvent la bronchite et même la pneumonie, pour que ce point d'étiologie ne puisse pas être contesté. Déjà le professeur Broussais a fixé l'attention des médecins sur ce sujet, qui a été le texte de pages instructives dans son admirable ouvrage des phlegmasies chroniques. Toutefois, c'est à tort que les inflammations pulmonaires survenues par le froid ont été par lui soumises au même mécanisme que les engorgements abdominaux, et qu'il les a rapportées au refoulement du sang à l'intérieur; je n'insisterai pas en ce moment sur cette question étiologique, qui trouvera sa place plus tard; il me suffit ici d'avoir signalé le fait d'observation.

Quoi qu'il en soit, après une durée qui varie, la scène change : le frisson est remplacé par la chaleur, et l'on voit se dérouler tous les phénomènes qui caractérisent les pyrexies continues. Liés à un excès de calorification, ces phénomènes sont indépendants de toute phlegmasie locale, et les sujets ne sont pas rares chez lesquels, dans cette affection, l'anatomie pathologique est vainement interrogée. Un soldat, après avoir eu pendant huit jours des accès de fièvre tierce, qui ne mettaient point obstacle à son service, se trouve tout à coup frappé d'un accès plus violent que les précédents, et se décide à entrer à l'hôpital. Là, avant qu'on ait pu lui administrer le sulfate de quinine, il est saisi d'un accès qui, accompagné de délire et d'agitation, se termine par la mort ; l'autopsie, pratiquée vingt-quatre heures après, ne révèle dans les viscères aucune lésion matérielle, bien que la maladie ait duré dix jours. Il faut donc, pour apprécier la nature de l'affection, remonter à l'examen des symptômes pendant la vie ; or, je ne cesserai de le répéter, une maladie dont le caractère essentiel est une modification de la chaleur animale, ne saurait avoir son siége que dans les organes mêmes qui produisent cette chaleur ; toutes les parties de l'économie, tous les tissus vivants ont part à cette fonction, et cette remarque suffit pour juger sans retour la prétention de localiser la fièvre.

Ainsi, continue ou intermittente, la fièvre n'est pas seulement un symptôme ; elle est elle-même une maladie ; j'ajoute que, dans toutes les affections aiguës, graves et profondes, à moins de désorganisation dans les principaux viscères, tels que le cerveau, le poumon et le cœur ; à moins encore de l'épuisement du sujet par un traitement trop débilitant, ou par la trop longue durée du mal ; c'est la fièvre qui constitue le danger du malade, la fièvre qui le tue, la fièvre, qui n'est autre chose que l'exagération de la calorification générale. Le sujet meurt alors par l'extinction de la force calorisatrice, comme on voit des individus succomber à l'excès de la douleur, par l'extinction de la force sensitive.

Pourquoi donc, dans ces hautes questions de philosophie médicale, demander une sanction à l'anatomie pathologique ? quelle altération chercher dans des organes qui ne sont lésés que dans leurs propriétés ? Certes, il n'entre point dans ma pensée de contester les services qu'a rendus l'anatomie pathologique, et ceux qu'elle peut rendre encore ; mais, il faut bien le dire, elle a usurpé un rang qu'elle ne peut tenir : élément de la science, elle a voulu être la science elle-même. Interrogeant la matière inerte, non la matière animée; étudiant les résultats d'action, non l'action elle-même, elle confond et l'effet et la cause, et la mort et la vie. Son impuissance dans la question qui nous occupe, nous la retrouvons encore lorsqu'il s'agit des névralgies : là, pas plus de traces sur les cordons sensitifs, que l'excès de chaleur n'en laisse sur les cordons calorisateurs. Le monde inorganique lui-même nous présente les mêmes mystères : tous ces corps chargés d'électricité, quel changement de texture montrent-ils à nos yeux? quelle différence apercevons-nous entre une aiguille aimantée et celle qui ne l'est pas? De la seule différence des effets, nous concluons les modifications de ces corps; pourquoi procéder autrement dans l'étude de l'organisme? D'un côté, les expériences sur les animaux vivants, les observations physiologiques et pathologiques, les dispositions anatomiques dans les diverses classes d'êtres, nous ont appris que le système nerveux cérébro-spinal est chargé de la sensation, et nous rapportons dès lors à ce système toutes les modifications du sentiment. D'un autre côté, les vivisections, les actes physiologiques et pathologiques, l'anatomie, la physiologie et même la pathologie comparées, tout concourt à attribuer à l'appareil ganglionnaire une large part dans la production de la chaleur animale, et par conséquent il devient responsable des diverses modifications que peut subir cette fonction. La sensibilité n'étant point un des attributs de la matière inerte, son exaltation ne peut avoir dans l'économie que des résultats nullement comparables à ce qui se passe dans le monde inorgani-

que. Mais la faculté de produire le calorique étant à la
fois le partage des corps bruts comme des corps orga-
nisés, son accroissement devra déterminer chez les uns
et les autres les mêmes effets matériels. Or, ces effets
ne seront autre chose, chez les premiers, que leur augmentation de volume et les résultats mécaniques qui
peuvent s'ensuivre ; chez les seconds, que la dilatation
du sang et tous les phénomènes inflammatoires ou fébriles qui en résultent.

Néanmoins, ce silence de l'anatomie pathologique
relativement aux cordons de l'appareil sensitif comme
à ceux de l'appareil calorisateur, ce silence, dis-je, a
quelquefois été rompu ; et la science possède quelques
faits qui dessinent et limitent les fonctions de ces deux
systèmes, complètent leur analogie dans leur manière
d'être, et expriment enfin leur dépendance mutuelle. Je
rappellerai à cet égard une observation publiée par
M. Serres dans les *Archives de Médecine* (t. V, p. 629),
observation de paralysie du sentiment du côté droit de
la face, dont le sujet présentait « les gencives du même
« côté molles, fongueuses, noirâtres, détachées des os.
« Il y avait eu successivement inflammation de l'œil
« droit, coarctation de la pupille, opacité de la cornée,
« et enfin perte de la vue. A l'ouverture du cadavre,
« faite en présence d'un grand concours d'élèves et de
« médecins, on trouva la cinquième paire à son origine,
« molle, jaunâtre, et presque gélatiniforme ; cette alté-
« ration s'enfonçait à une ligne ou deux dans la protu-
« bérance annulaire. *Le ganglion de Gasser, de ce côté,*
« *était d'une ligne et demie plus large que du côté*
« *sain, il était jaunâtre.......* » Ces gencives molles,
fongueuses, noirâtres, n'exprimaient-elles pas que la

circulation capillaire et veineuse languissait? La calorification, son principal mobile, lui manquait, et la vie
s'éteignait. Cet œil d'abord enflammé, puis opaque en
même temps qu'insensible, qu'annonce-t-il autre chose
que l'exaltation de la calorification se terminant par la
perte de cette fonction, comme on voit les convulsions
finir par l'immobilité absolue? Et à quelle cause rattacher toutes ces altérations, si ce n'est à la dégénérescence
éprouvée par le ganglion de Gasser? Il existe encore
d'autres observations dans lesquelles la paralysie faciale
s'accompagnait de dérangement dans les fonctions nutritives, et dans lesquelles aussi la partie ganglionnaire
du nerf trifacial a été trouvée altérée. Quand, au contraire, la nutrition ne souffre pas, et qu'il y a seulement insensibilité d'un côté de la face, on peut dire
d'avance que le ganglion de Gasser est resté sain. Ainsi
la science, aujourd'hui, peut préciser l'action spéciale des
divers ordres de nerfs : pour la tête, la sensation aux
premières paires jusqu'à la sixième, inclusivement ; la
locomotion à la septième. Pour le tronc, la première de
ces fonctions aux racines postérieures des nerfs spi-
naux, la seconde aux racines antérieures; partout enfin,
la calorification aux corps et aux nerfs ganglionnaires.

ÉTIOLOGIE DE L'INFLAMMATION
ET DE LA FIÈVRE.

S'il est intéressant et utile de bien connaître la nature d'une maladie, d'en bien juger le mécanisme, il n'est pas moins nécessaire, pour une bonne thérapeutique comme pour une bonne prophylaxie, d'apprécier avec justesse le mode d'action des causes qui la produisent. Il s'en faut pourtant que tel soit le but vers lequel les étiologistes ont dirigé leurs recherches ; et comme si le savant devait borner sa tâche à observer froidement les faits, sans en démêler les rapports, ils énoncent et ne commentent pas. Ainsi se trouve reproduite, en tête de chaque description pathologique, la banale énumération de toutes les circonstances qui peuvent avoir quelque action sur l'économie, et cela, confusément, sans interprétation, et par conséquent sans avantage pour la science. Quelques médecins à la vérité ont, dans ces derniers temps, senti le vice de cette méthode ; mais s'engageant dans une voie non meilleure, ils se sont adressés à la statistique, et comme pour se condamner eux-mêmes, ils ont fait sortir de leurs observations numériques cette étrange proposition : que les transitions subites de température ne sont les causes ni de la pneumonie, ni de l'arthrite! Et ne croyez pas que cette doctrine soit restée sans application pratique : on a vu certain docteur de par delà les Alpes en déduire la conséquence logique que la pneumonie ne contre-indique pas l'emploi du bain froid; et ce qu'il y a de plus surprenant, c'est que lui aussi a présenté des calculs et formulé des chiffres pour justifier sa fatale thérapeutique! Trop crédules, d'autres médecins ont suivi ce déplorable exemple, et leurs malades sont morts. C'est ainsi que l'humanité a porté la peine des folles conceptions de l'empirisme.

Pour être médecin étiologiste, il ne suffit pas de rapprocher, à la manière du vulgaire, une affection de la circonstance qui a pu la produire; il faut encore saisir le lien qui unit la cause à son effet, surprendre le mode d'action de cette cause, assister ainsi à la naissance de la maladie et à son mode de génération. Telle est l'étiologie comme je la conçois; telle est la véritable étiologie.

Je ne m'arrêterai pas aux violences extérieures comme causes d'inflammation : la pulpe nerveuse, en dispensant la chaleur et la sensibilité aux tissus organiques, se cache et s'enfonce dans leur trame, et trouve ainsi, en échange de la vie dont elle les dote, une heureuse protection contre l'action des corps vulnérants. Lorsque la force extérieure l'emporte sur la résistance de nos organes, ceux-ci sont divisés ou contus. Dans le premier cas, les nerfs des deux ordres, irrités déjà par la violence qu'ils ont subie, se trouvent en contact immédiat avec l'air atmosphérique ou tout autre agent étranger; leur action augmente, et le résultat est un excès de sensibilité comme un excès de chaleur. Dans le second cas, ces nerfs ont été vivement ébranlés par la percussion; de là accroissement d'action d'où dérivent les mêmes phénomènes morbides.

Nous avons vu le système ganglionnaire, en rapport avec le sang oxygéné des artères, développer du calorique, et la chaleur animale, malgré sa production incessante, se maintenir à un degré modéré par le contact de la surface du corps avec l'air atmosphérique, et au besoin par l'évaporation du liquide de la transpiration. Toutefois si la température extérieure est considérablement élevée, elle empêche le corps de s'affranchir de l'excès de calorique auquel il est en proie, et contribuant elle-même, comme la chaleur animale, à la dilatation des liquides, elle produit et augmente tous les phénomènes phlogistiques au delà desquels survient la désorganisation. Telle est l'histoire de la brûlure.

Si au lieu d'être en excès, la température extérieure est trop basse, l'économie éprouve une déperdition trop considérable de calorique; les organes manquent du mobile de leur action; toutes les facultés languissent; le corps tombe dans la torpeur, et les parties les plus accessibles à l'air atmosphérique perdent la vie en se congelant. Mais avant cela, et par une température non assez rigoureuse pour amener la congélation, les parties soumises au froid s'injectent et deviennent parfois le siége d'un gonflement assez considérable, phénomène qu'on attribue à la réaction de l'organisme qui réunit toutes ses forces contre l'ennemi de la vie. Ainsi des phénomènes matériels ne sont plus soumis aux lois de la matière; on personnifie les tissus organiques, on leur donne un jugement, une volonté, une détermination. Supposons un instant que l'économie soit douée d'une force de réaction, en vertu de laquelle la vie développe plus puissamment tous ses caractères là où une cause quelconque tend à la détruire. Mais alors dites-nous pourquoi, sous l'empire du froid, les tissus organiques perdent à la fois et leur chaleur et leur sensibilité? Cette injection sanguine, caractère, à vos yeux, d'un surcroît d'énergie, est au contraire le signe funeste d'une torpeur voisine de la mort. Phénomène passif et simplement physique, cette injection sanguine annonce que l'action des nerfs calorisateurs se trouve neutralisée par le froid, et que la circulation veineuse manquant de son mobile, se ralentit et s'arrête ; aussi voyez-vous les tissus revêtir une couleur bleuâtre, et tout annonce que la vie va s'éteindre. Étrange réaction vitale, que la première manifestation de la mort! Revienne la chaleur soit par les frictions, soit par tout autre moyen, et vous allez voir à la fois la circulation se ranimer et l'injection sanguine disparaître.

Si après avoir été soumise à un froid intense, une partie du corps passe subitement à une chaleur élevée, les liquides, qui étaient fortement condensés, prennent tout à coup un développement considérable; les parois vasculaires ne pouvant immédiatement obéir à cette dilatation instantanée, se rompent ; les tissus se désorganisent; la vie a cessé.

Que dans cette transition du froid au chaud, la différence des deux températures soit moins saillante, la désorganisation n'aura point lieu ; et alors nous aurons encore une *réaction vitale*, mot qui n'exprime rien, si ce n'est l'ignorance du mécanisme par lequel se produit l'acte auquel on l'applique. C'est une injection plus ou moins prononcée, résultat de la dilatation subite du sang, sous l'empire de la chaleur extérieure, dilatation non portée, comme dans le cas précédent, au point de rompre les parois vasculaires. Supposez que ce phénomène se renouvelle plusieurs fois dans la même partie, les vaisseaux capillaires ainsi distendus à diverses reprises acquerront un calibre considérable, et vous aurez un engorgement permanent qui viendra prendre place dans la pathologie, sous le nom d'*engelure*. Cet acte morbide est-il une inflammation ? Pour qu'une partie soit dite enflammée, il ne suffit pas qu'elle soit le siége d'un afflux sanguin; il faut encore que cet afflux sanguin soit lié à un excès de chaleur animale. Or l'injection sanguine qui caractérise l'engelure n'est qu'un produit physique de l'action de la température extérieure plus ou moins variée, ce qui en fait une affection mécanique, et non vitale. L'aspect bleuâtre que recouvrent les parties qui en sont atteintes, en indique assez la nature, et s'il était permis de tirer quelque induction du traitement, les succès qu'on obtient des astringents fourniraient un surcroît de preuve à la doctrine que je viens d'exposer.

A la vérité, l'inflammation parfois accompagne l'engelure, mais elle ne survient que secondairement; c'est une complication qui n'en change pas plus la nature, qu'elle ne change celle du scorbut, lorsqu'elle vient l'aggraver. L'inflammation, dans ce cas, est une circonstance fâcheuse qui amène fréquemment la désorganisation, parce que les vaisseaux déjà distendus et gorgés de sang sont alors incapables de résister à la dilatation produite par la phlogose.

Les effets immédiats du froid sont toujours en opposition avec les caractères de l'inflammation; pourtant rien de plus ordinaire que de voir les phlegmasies les plus violentes éclater dans les saisons rigoureuses ; mais alors elles sont précédées de la cessation de quelque acte vital, et cette circonstance est la seule cause directe de leur développement. Il est dans l'économie des fonctions secondaires dont l'unique but est de protéger certains organes dans leur exercice : telles sont les exhalations séreuses et synoviales, qui favorisent, les premières, les mouvements des viscères dans les trois cavités ; les secondes, le jeu des articulations. Telles sont encore les exhalations muqueuses qui garantissent les membranes de même nom, de l'action irritante des corps étrangers, ou des produits excrémentitiels dont elles doivent supporter le contact. Or, supposez qu'à l'occasion du froid, ces exhalations se suppriment, l'exercice des fonctions qu'elles facilitent n'en sera pas suspendu pour cela ; mais il sera douloureux, et l'inflammation en sera le résultat. Ainsi, que la séreuse abdominale cesse de sécréter le fluide onctueux qui humecte sa surface, les viscères n'en seront pas moins en rapport les uns avec les autres ; ils n'en subiront pas moins les frottements divers auxquels les condamne leur action, et ces frottements, devenus pénibles et douloureux en raison de la sécheresse du péritoine, feront surgir l'inflammation de cette membrane. L'invasion des phlegmasies thoraciques, à l'occasion du froid, n'a pas d'autre mécanisme : c'est toujours par la sécheresse des membranes exhalantes qu'elles débutent, et je m'étonne qu'une étiologie aussi évidente soit restée jusqu'à ce jour méconnue. A l'opinion des anciens, qui faisaient jouer un rôle si important au reflux de la transpiration cutanée dans le développement des phlegmasies pulmonaires, quelle doctrine ont

substituée les modernes? Ils ont établi une solidarité
entre les surfaces cutanée et pulmonaire dans l'exercice
de leurs fonctions perspiratoires ; solidarité en vertu de
laquelle l'exhalation de la peau cessant, celle de la
membrane bronchique augmente ; et c'est à ce surcroît
d'action qu'ils imputent l'inflammation de cette membrane bronchique et du poumon lui-même. Si l'on
mesurait, au nombre des suffrages, le mérite d'une
doctrine, celle-ci serait inébranlable, à l'exemple des
axiomes ; adoptée par toutes les écoles, elle a pris
rang dans la science comme vérité des mieux constatées ; malheureusement il lui manque la consécration
de la raison. S'il est vrai que l'exhalation bronchique
puisse en partie suppléer la transpiration cutanée,
pourquoi, lorsque la peau subit l'impression du froid,
voit-on le poumon s'enflammer plutôt que son exhalation augmenter? Quoi de commun entre l'exhalation
et l'inflammation ? Et la peau s'enflamme-t-elle pour être
le siége d'une abondante sueur? Lorsqu'une pleurite,
une péritonite, une arthrite surviennent à l'occasion
du froid, dites-vous que les séreuses thoracique, abdominale, articulaires s'enflamment, parce qu'elles ont fait
effort pour remplacer la peau dans son action sécrétoire? Les reins ne sont-ils pas là pour s'acquitter seuls
de l'emploi dont vous imposez le partage au poumon ;
et les voit-on s'enflammer quand ils augmentent considérablement leur sécrétion, la peau suspendant la
sienne? Vainement on invoquera des expériences à
l'appui de ce prétendu vicariat des surfaces cutanée et
bronchique : trop peu multipliées, tentées avec prévention, difficiles à pratiquer, par conséquent imparfaites,
ces expériences ne sont rien moins que concluantes.

Les organes divers qui peuvent être frappés de phleg-masie sous l'empire d'une même cause, devaient faire penser que l'action de celle-ci est dans tous les cas identique, et que le même mécanisme préside alors au développement de la maladie, quel qu'en soit le siége. Mais on avait trouvé une explication qui semblait s'a-juster à un des nombreux résultats observés ; on n'a pas voulu en faire le sacrifice, et, sans s'inquiéter d'autre chose que de la pneumonie, on a tenu cette doctrine bonne et valable. Nous verrons plus tard ce qu'il faut penser de cette balance des actions vitales qui, en thé-rapeutique, sert de fondement à la méthode révulsive ; qu'il me suffise, en ce moment, de faire observer que lors de la suspension de la transpiration cutanée, le seul phénomène sensible qui précède l'inflammation de la membrane muqueuse pulmonaire, c'est la sécheresse de cette membrane, et par conséquent la suppression de son exhalation. C'est qu'en effet les organes se trans-mettent d'autant plus aisément leurs modifications, qu'ils ont plus d'analogie par leur texture et par la nature de leurs fonctions ; et lorsque l'un d'eux éprouve un changement, c'est un changement semblable, et non contraire, qui survient dans les autres. Telle est la loi que démontre l'observation, et l'invasion de la pneumonie n'en est que la conséquence. Frappée subi-tement par le froid, la peau suspend son exhalation, et au même instant la membrane bronchique suspend également la sienne ; cependant l'air continue à par-courir les canaux de la respiration, et les parois de ceux-ci, privées du liquide qui doit les lubrifier, ne tardent pas à s'enflammer par le contact immédiat du fluide irritant de l'atmosphère. La suppression de l'exhalation pulmonaire peut être aussi le résultat de l'action directe du froid sur les bronches, au moyen de l'air inspiré, et l'on conçoit facilement que les phlegmasies thoraciques doivent assez fréquemment prendre naissance de cette manière. Toutes les membranes muqueuses exhalent ainsi, dans l'état normal, un fluide qui les garantit d'une action trop violente de la part des corps extérieurs ou des produits excrémentitiels avec lesquels elles se trouvent en contact. Supprimez l'exhalation de ce fluide protecteur, et l'inflammation va éclater. L'exhalation des membranes séreuses a pour objet de défendre les organes contre les frottements auxquels ils sont exposés : que cette exhalation cesse un instant, et les rapports des viscères, devenus pénibles et douloureux, ne tardent pas à faire éclore l'inflammation. Ainsi surgissent, à l'occasion du froid, et par suite de la suppression des exhalations, la pleurite, la péritonite; ainsi se développe l'inflammation des membranes synoviales et du tissu cellulaire intermusculaire, sous les noms de rhumatisme articulaire et de rhumatisme musculaire.

Que si on demande pourquoi les reins qui exercent une fonction sécrétoire, augmentent leur action au lieu de la suspendre, comme les membranes exhalantes, lorsque la peau diminue son travail perspiratoire, je ferai observer que la texture des reins n'est point semblable à celle de la peau; qu'ils ne sont point organes exhalants, et que si tel était leur caractère, leur fonction serait vraisemblablement supprimée comme celle des membranes exhalantes. Mais il fallait un organe pour suppléer la peau dans ses fonctions dépuratoires; ou plutôt, comme la transpiration cutanée destinée à tempérer la chaleur animale en balançant l'action du calorique extérieur, est variable comme celui-ci, il fallait un organe toujours prêt à éliminer les produits que la peau ne peut momentanément mettre en usage. Et comme une loi naturelle n'admet point d'exception, il fallait aussi que cet organe eût une structure différente des membranes exhalantes, qui par conséquent ne fût point soumis aux mêmes conditions; et tel est en effet le rein.

Les violences extérieures, l'excès de chaleur, les variations subites de température sont des causes fréquentes d'inflammation, mais ne sont pas les seules. Disposées pour l'élimination des produits excrémentitiels, ou destinées à recevoir certains agents extérieurs nécessaires à la vie, les membranes muqueuses ne peuvent supporter sans douleur, comme sans inflammation, que le contact des corps d'une densité proportionnée à leur organisation plus ou moins délicate. Ainsi la membrane bronchique, qui n'admet que les corps gazeux, s'enflamme sous l'impression des corps liquides ou solides. La muqueuse vésicale, qui ne repousse point les liquides, est frappée d'inflammation par la présence d'un corps solide. Enfin la muqueuse digestive, bien que pouvant supporter des corps d'une certaine densité, s'enflammerait également sous l'impression des solides, si ceux-ci n'étaient promptement excrétés, ou s'ils n'étaient ramollis par les boissons et les autres liquides qui abondent dans le tube gastro-intestinal. Mais quelle que soit la forme du corps mis en contact avec une membrane muqueuse, gazeux, liquide ou solide, il peut, indépendamment de cet état physique, posséder quelques propriétés chimiques qui fassent également naître l'inflammation. Ainsi le gaz oxygène pur enflamme la membrane pulmonaire ; une urine chargée des principes actifs de la cantharide enflamme la vessie ; les alcooliques et une multitude d'autres corps enflamment l'estomac ; les purgatifs dras tiques, l'intestin.

Il est des agents qui, mis en rapport avec nos tissus, non-seulement produisent l'inflammation, mais encore ajoutent à cet état morbide des caractères particuliers à chacun d'eux. Telle est la cantharide qui, en contact avec la peau, détermine la vésication ; telle est la moutarde qui borne son effet à une simple rougeur de la peau, si son action est de courte durée ; mais qui désorganise cette membrane, si on en prolonge l'application. Tel est encore le venin de certains animaux, dont les effets varient suivant les espèces. Pourquoi, dans ces cas divers, la phlogose, tout en suivant une marche aiguë, n'a-t-elle pas les mêmes caractères ?... Problème encore insoluble aujourd'hui.

Une action forte et soutenue des organes est généralement regardée comme une cause d'inflammation ; pourtant la nutrition peut être portée à un haut degré, sans que nos tissus s'enflamment. Jamais une sécrétion abondante d'urine n'a été cause de la phlogose des reins. La peau, sous l'empire d'une chaleur élevée, transpire abondamment, sans qu'on observe sur ce tissu la moindre trace de phlegmasie ; et le poumon enfin peut être le siége d'une hématose énergique, sans que cet acte vital donne lieu à l'inflammation. Il y a néanmoins quelque chose de vrai dans ce principe ; mais il faut le restreindre aux fonctions placées sous la dépendance immédiate de la volonté, fonctions qui

peuvent être tout à coup portées à un point extrême
que ne permettent jamais les autres actes de la vie
soustraits à notre puissance; fonctions enfin marquées
par la nature pour des temps de repos dont on ne
s'affranchit qu'aux dépens de la santé. Ainsi s'enflamment l'estomac et l'intestin par l'ingestion d'une
trop grande quantité d'aliments; ainsi s'enflamment
les muscles et les surfaces articulaires par les excès
de marche; ainsi s'enflamme le cerveau par l'exercice
exagéré de la pensée.

Il est des agents qui, une fois introduits dans l'économie par l'absorption, déterminent, selon leur nature,
la phlogose de tel ou tel organe. Quelle loi fait ainsi
éclater les phlegmasies cérébrales par l'usage des alcooliques; les éruptions cutanées, par l'ingestion de certains poissons? Ce sont là des affinités dont la connaissance doit être mise à profit dans la pratique
de notre art, mais trop mystérieuses pour que nous
puissions, du moins aujourd'hui, en surprendre le
secret.

Les causes dont je viens de parler ne produisent pas
toujours des phlegmasies locales : il arrive parfois aussi
qu'elles n'exercent qu'une influence passagère et peu
prononcée sur les organes qui en supportent la première action, pour retentir de là sur les centres
nerveux et donner lieu à tous les phénomènes qui
constituent l'état fébrile. Le mal glisse alors sur les
extrémités nerveuses, qui se bornent en quelque sorte
à lui livrer passage. Ainsi on voit les affections mo-
rales occasionner la fièvre sans inflammation du cerveau; on voit également les excès de table produire
cette affection sans inflammation des organes digestifs;

enfin on voit la fièvre intermittente se déclarer à la simple introduction d'une bougie dans l'urètre.

Mais c'est surtout dans l'absorption qu'il faut chercher les causes les plus ordinaires des pyrexies : la fièvre intermittente, bien que pouvant se développer par d'autres causes, comme je viens d'en citer un exemple, la fièvre intermittente survient ordinairement sous l'influence des émanations marécageuses. Quels sont ici les rapports de causalité? Pourquoi les miasmes qui s'élèvent des eaux stagnantes engendrent-ils plutôt la fièvre intermittente que la fièvre continue? Serait-ce, comme le pense un ingénieux écrivain, M. Roche, parce que ces miasmes n'agissent eux-mêmes sur les sujets que d'une manière intermittente, en retombant sur la terre au déclin du jour? Mais comment expliquer alors la production de la fièvre intermittente par les causes dont l'action est incessante, comme par la présence d'un corps étranger dans l'urètre?

La part de l'absorption dans le développement des fièvres continues, pour n'être pas aussi évidente que dans la production des fièvres intermittentes, n'en est pas moins réelle. Ces pyrexies s'observent en effet de préférence chez les jeunes sujets qui habitent depuis peu les grandes cités, foyers d'innombrables émanations plus ou moins délétères.

L'inflammation une fois développée dans un point, tend à se propager dans l'organisme, et l'agent de cette transmission est toujours le système ganglionnaire, dont la partie centrale a été à juste titre nommée *nerf sympathique*. L'analogie de tissu est une des principales conditions de cette communication sympathique : il suffit qu'une membrane muqueuse soit phlogosée, pour que les autres membranes de même nature se phlogosent également. On voit fréquemment l'inflammation du péritoine se communiquer à la plèvre, ainsi qu'à l'arachnoïde; et rien de plus ordinaire que de voir le cœur partager l'affection inflammatoire des muscles connue sous le nom de rhumatisme.

La continuité de tissu établit des rapports non moins étroits : qui ne sait que les phlegmasies de l'estomac s'étendent promptement aux intestins; que l'angine amène la bronchite; l'urétrite, la cystite? Les communications vasculaires, et par conséquent ganglionnaires qui existent entre les tissus contigus, sont encore pour l'inflammation, des moyens de transmission sympathique; ce n'est même, à part les lésions traumatiques, que de cette manière que se développent les phlegmasies des organes parenchymateux de l'abdomen et de la poitrine. Placés entre une membrane séreuse qui en facilite et en adoucit les frottements, et une membrane muqueuse qui sert directement à l'exercice de leurs fonctions, c'est tantôt de l'une, tantôt de l'autre, qu'ils reçoivent la phlogose. Au professeur Broussais la gloire d'avoir démontré cette vérité d'étiologie, vérité d'une haute importance pratique, puisqu'elle indique le point de départ d'affections plus ou moins compliquées.

Un grand développement du système sanguin est généralement considéré comme une prédisposition à la phlogose; pourtant rien de plus ordinaire que de voir les hommes à poitrine large, chez qui l'hématose est des plus actives, jouir d'une santé à la fois solide et brillante. Ils supportent sans accident des excès de plus d'un genre, et ils bravent impunément la puissance des agents qui, chez d'autres sujets moins robustes, produisent des phlegmasies mortelles. D'un autre côté, on ne voit pas que les êtres débiles, les scrofuleux, les scorbutiques, soient à l'abri des inflammations ; seulement, au lieu de s'annoncer, comme dans le tempérament sanguin, par des caractères très-saillants, ces maladies s'établissent chez eux d'une manière lente, insidieuse, et ne se trahissent que par quelques symptômes obscurs. En sont-elles moins graves ? Considérée d'une manière absolue, la quantité de sang que contient l'organe malade n'est point la mesure du danger que fait courir la phlogose ; et si l'on suppose deux sujets, dont l'un, fort et sanguin, ait tous ses organes en bon état ; dont l'autre, pâle et débile, soit atteint de phlegmasie aiguë, le viscère enflammé, chez ce dernier, pourra contenir moins de sang que le même viscère à l'état normal chez le premier. Chez celui-ci, la cohésion des tissus est un moyen puissant de résistance, tandis que chez les êtres délicats ou épuisés, la désorganisation est déjà survenue, que les caractères de l'inflammation n'ont pas encore eu le temps d'être portés à un haut degré. Témoin la gangrène, qui suit de près les scarifications des membres infiltrés.

Mais ce privilége de résistance que possèdent les sujets sanguins, ils le payent cher par la disposition qu'ils montrent aux hémorragies cérébrales, disposition dont il faut chercher la raison dans la structure animale. Que les viscères thoraciques et abdominaux reçoivent, dans l'état normal, une plus ou moins grande quantité de sang, cela importe peu : les vaisseaux se prêtent à l'abord de ce liquide, et les viscères peuvent acquérir un surcroît de volume auquel céderont les parois des cavités splanchniques. Cette pléthore est loin d'être aussi inno-

cente pour le cerveau : enfermé dans une boîte solide
qui met obstacle à son développement, cet organe ne
peut admettre un excès de fluide nutritif, sans subir une
compression fâcheuse qui, avec le temps, amène dans
son tissu des ramollissements et des ruptures qu'accompagnent des hémorragies plus ou moins considérables. Ces hémorragies, dont la prédisposition date
ordinairement de loin, trouvent une cause déterminante
dans les repas copieux ; l'estomac empli outre mesure,
d'un côté comprime l'aorte sur la colonne vertébrale, et
augmente ainsi la quantité de sang répartie aux régions
supérieures du corps ; d'un autre côté, soulevé contre
le diaphragme, il comprime les poumons, retarde la
circulation veineuse, et retient ainsi dans le cerveau le
liquide dont cet organe devrait s'affranchir. Aussi l'observation démontre-t-elle que l'apoplexie frappe ses
victimes le plus souvent au milieu des délices de la
table.

THÉRAPEUTIQUE DE L'INFLAMMATION ET DE LA FIÈVRE.

Réunir un certain nombre de sujets qui paraissent frappés de la même maladie ; employer sur chacun d'eux une même médication ; formuler par des chiffres les résultats obtenus ; voilà où en est la thérapeutique aujourd'hui. Ce n'est plus de la nature des affections ; ce n'est plus de leurs causes et de leur marche qu'on déduit le choix des moyens curatifs ; le hasard et le caprice, telle est la loi ; et l'abnégation de toute philosophie est le baptême que doivent subir les adeptes de cette inconcevable médecine. Dans l'usage aveugle des remèdes, on compte combien celui-ci a donné de guérisons ; combien celui-là ; et comme pour prouver que la prévention dénature tout, même les chiffres, les méthodes les plus opposées se disputent l'honneur du triomphe, toujours prêtes à justifier leurs prétentions par d'heureuses statistiques. La fièvre typhoïde n'en est-elle pas un exemple ? Chacun ici vante son remède : l'un, le chlorure de chaux ; l'autre, le sulfate de magnésie ; un troisième, le sulfate d'alumine. Celui-ci attaque par les évacuations sanguines redoublées, et guérit le plus de malades ; celui-là les tient pour mortelles, et les proscrit ; tous font fléchir le chiffre selon leur prévention, et l'empirisme se trouve ainsi caché sous le manteau de l'exactitude mathématique. Et c'est là ce que vous appelez de la science! Moi, je dis que c'est de l'alchimie; car vous cherchez une autre pierre philosophale, et les viscères souffrants sont les creusets dans lesquels se pratiquent vos funestes essais.

Certes, ce n'est point ainsi que doit être comprise la méthode expérimentale si précieuse dans l'étude des sciences. Sans doute, il faut condamner sévèrement ceux qui cherchent la vérité dans les écarts d'une imagination désordonnée; sans doute, les faits doivent servir de base à l'édifice médical; mais il faut aussi que ces faits eux-mêmes soient rendus féconds par le jugement, et je repousserai toujours une expérimentation froide et stérile, qui ne permet de sacrifier que sur l'autel de l'empirisme. A la vérité, il est des affections qui, par leur nature, se soustraient à nos moyens d'analyse, et ne sauraient être attaquées d'une manière rationnelle; mais il faut bien le remarquer : si la thérapeutique possède à cet égard quelques agents précieux, tels que la vaccine, le quinquina, etc., c'est au hasard, au hasard seul qu'elle en est redevable; et je ne sache pas que jusqu'à ce jour, la méthode numérique, avec tous ses calculs et ses nombreux essais, nous ait rien appris, si ce n'est que l'erreur, dans tous les temps, peut avoir ses sectaires, comme la vérité ses disciples.

Bien que l'afflux sanguin et la douleur qui caractérisent la phlogose, demandant parfois à être combattus d'une manière directe, l'exaltation de la calorification, comme phénomène primitif et essentiel de la maladie, doit particulièrement fixer l'attention, et fournit au médecin les indications les plus importantes. Mais comment atteindre une fonction qui s'exerce indépendamment de notre volonté? D'un côté, nous avons vu que les organes dont l'action est en partie soumise à notre empire, développent par leur exercice un excès de chaleur, et peuvent même, si cet exercice est violent ou longtemps soutenu, donner lieu à l'inflammation. D'un autre côté, nous savons que toutes les parties de l'organisme unies par des liens étroits, se transmettent mutuellement leurs affections. Ces deux observations ne suffisent-elles pas pour établir, dans le traitement des phlegmasies aiguës, la loi de suspendre ou au moins de diminuer l'action, non-seulement des viscères souffrants, mais encore de tous ceux sur lesquels nous avons quelque pouvoir? A ce titre, le premier soin du praticien sera d'imposer le repos des organes musculaires, comme d'interdire le travail de la pensée. Les viscères digestifs seront pour lui l'objet d'une sollicitude non moins vive : avant la médecine physiologique, rarement dans les phlegmasies aiguës comme dans les pyrexies essentielles, l'abstinence était complète; un ou deux bouillons étaient ordinairement accordés, et considérés comme innocents. Plus sévères aujourd'hui, les médecins ne permettent que des boissons aqueuses légèrement acidulées, des infusions théiformes de plantes mucilagineuses, des solutions gommeuses, et proscrivent les aliments d'une manière absolue. Ce traitement, en quelque sorte passif, constitue la médication expectante, médication à laquelle les médecins philosophes attachèrent toujours un grand prix, et la seule peut-être dont l'observation n'ait pas diminué la valeur. Toutes les parties de l'organisme ont une telle tendance à rentrer dans les limites de leur action normale, lorsqu'elles s'en sont écartées, qu'il suffit le plus souvent, pour obtenir le succès, de ne pas y opposer une pratique imprudente ; et ce fut toujours aux avantages réels de l'expectation que durent leur fortune tous ces médicaments inertes ou peu actifs, que l'illusion dota de vertus mensongères.

Complétement efficace, lorsque l'inflammation n'est pas portée à un très-haut degré, la médication expectante ne suffit plus contre les phlegmasies très-violentes. Le médecin s'adresse alors à des moyens plus actifs, parmi lesquels la saignée occupe le premier rang. Employées dès la plus haute antiquité, les émissions sanguines ont été l'objet d'une multitude de travaux plus ou moins intéressants, mais qui, aujourd'hui encore, laissent des lacunes à remplir, des erreurs à relever (1). En observant les phénomènes matériels de l'inflammation, les médecins se sont vus forcés de les rattacher à une modification vitale de la partie qui en est le siége ; et bien que n'ayant aucune idée de la nature de cette modification, quelques-uns pourtant l'ont placée dans le système nerveux ganglionnaire. La conséquence de ce principe était que les moyens propres à réprimer l'inflammation doivent agir sur ce système ; mais, logicien peu sévère, le thérapeutiste voyant disparaître par la saignée l'afflux sanguin qui forme le caractère matériel de l'inflammation, il a conclu que la saignée affranchit directement la partie malade du sang qu'elle contient. Ainsi la phlébotomie a été considérée comme opérant, suivant le lieu où elle se pratique, soit une dérivation, soit une révulsion, soit enfin un dégorgement direct de

(1) Tout ce passage sur les saignées est extrait d'un mémoire couronné, en 1827, par l'académie des sciences de Dijon, et que je publiai en 1828 dans le journal général de médecine.

l'organe enflammé. On admet que par cette-opération on désemplit directement le faisceau de capillaires qui donne naissance à la veine divisée ; qu'une nouvelle quantité de sang est appelée vers ce faisceau pour remplacer le liquide évacué ; que par conséquent il s'établit une espèce de courant qui attire vers la région soumise à la lancette le sang destiné aux autres parties de l'économie, et qu'ainsi a lieu la dérivation, si l'organe malade est voisin de la veine ouverte, et la révulsion s'il en est éloigné. Rien ne doit plus surprendre en médecine, lorsqu'on voit une théorie si évidemment fausse traverser les siècles, et respectée encore de nos jours. Toute mécanique, elle est contradictoire non-seulement aux lois de l'organisme, mais encore aux lois physiques sur lesquelles on veut l'appuyer. Prenons, pour exemple la phlébotomie du bras : une ligature comprime les veines superficielles avec assez de force pour y intercepter le cours du liquide circulant ; les veines profondes reçoivent aussi un certain degré de compression, ainsi que l'artère brachiale, qui par cette raison transmet à l'avant-bras une moindre quantité de sang que celle qui y parvenait auparavant. Le membre s'engorge, non par un afflux plus considérable du liquide, mais parce que celui-ci n'a plus un cours libre vers le cœur. Si alors on ouvre une veine au-dessous de la ligature, le sang jaillira ; mais pour que le courant dont on parle eût lieu, il faudrait que la vitesse avec laquelle le fluide circule dans l'artère brachiale pendant l'opération, augmentât, non-seulement en raison directe de la diminution du diamètre que lui fait subir la ligature, mais encore au delà ; il faudrait que la quantité de sang qui sort par l'ouverture, réunie à celle qui parvient au cœur par les veines profondes, fût, dans un temps donné, plus considérable que celle qui, sans l'opération, aurait, dans le même temps, traversé l'avant-bras. Est-ce là ce qu'on a démontré à l'appui de la dérivation? Je demande maintenant pourquoi le faisceau de capillaires qu'on voulait désemplir reste au contraire engorgé, lorsque, par l'ouverture d'une veine qui lui correspond, le sang s'écoule au dehors? pourquoi, la ligature enlevée, le membre revient-il promptement à son premier état? Pense-t-on que ce soit cette ligature qui détermine le fluide artériel à se détourner de sa route, pour se porter à l'avant-bras ; et n'est-il pas évident, au contraire, que l'engorgement de cette partie et l'écoulement du sang ne reconnaissent, une fois l'ouverture pratiquée, que la même cause, c'est-à-dire, la compression qui met obstacle à la progression du liquide vers le cœur? Ainsi, loin d'opérer par la phlébotomie le dégorgement du faisceau de capillaires qui communique avec la veine incisée, on y met obstacle par la compression.

Peut-être opposera-t-on que la dérivation se produit alors que la soustraction de la ligature permet au sang d'affluer dans les veines au-dessus de la partie où était établie la compression. Mais alors pourquoi les avantages de la phlébotomie, loin d'attendre qu'on ait fait cesser la compression, se manifestent-ils si fréquemment avant même qu'on ait achevé l'opération? D'ailleurs cet appel du sang vers les veines du bras fût-il réel, ne serait qu'un phénomène physique, et il n'y aurait aucune raison pour qu'il se produisît aux dépens de la partie malade plutôt que de toute autre. Et en supposant même qu'il en fût ainsi, rien ne prouverait qu'après avoir soutiré mécaniquement d'un organe enflammé une partie

6

du sang qui forme l'engorgement, ce liquide, à peine enlevé, ne fût pas aussitôt remplacé par une nouvelle quantité, puisque, par cette évacuation, on n'aurait pas fait cesser la modification nerveuse, cause immédiate de cet engorgement.

Ne nous arrêtons pas à la saignée prétendue révulsive : elle ne résiste pas davantage au raisonnement qui renverse la dérivation ; et s'il était vrai que la section de la saphène fût plus puissante que la saignée du bras dans les phlegmasies cérébrales, cet avantage ne pourrait être dû qu'au pédiluve chaud dont on l'accompagne, et qui, retenant dans les parties inférieures du corps une certaine quantité de sang, rend ainsi plus sensible la soustraction qui est faite au cerveau. Mais cette soustraction, toute passagère quant au pédiluve, s'exerce indistinctement aux dépens de tous les organes, et non de l'un plus que de l'autre. N'en devons-nous pas dire autant relativement à l'utérus? Il est bien certain qu'on a exagéré l'influence de la saignée dans la production de l'avortement. Mauriceau a vu une femme dont la grossesse fut des plus heureuses, malgré dix saignées de pied qu'elle se fit pratiquer. Combien de femmes cherchent en vain dans les émissions sanguines un moyen d'avortement? Et si quelques-unes réussissent dans leurs coupables tentatives, ne trouve-t-on pas la cause de leurs succès dans l'action des purgatifs drastiques et des emménagogues qu'elles s'administrent, comme des chagrins violents auxquels elles sont presque toujours en proie? Certes, je suis loin de nier que d'abondantes évacuations sanguines puissent déterminer l'accouchement prématuré; mais il faut qu'elles soient en quelque sorte excessives, et les saignées du bras comme celles du pied ont alors ce résultat. Une dame enceinte de six mois est atteinte d'une pneumonie double pour laquelle sont pratiquées quatre saignées du bras; la convalescence survient le douzième jour, et l'accouchement a lieu le seizième, alors que, bien rétablie, cette dame était pleine d'espérance, et comptait arriver sans accident au terme de la grossesse. Dans de telles circonstances, les mouvements d'expulsion résultent de la mort du fœtus, à l'existence duquel la mère ne peut plus suffire. La circulation alors s'éteint chez lui, et comme le sang arrive toujours au placenta sans pouvoir le franchir, il le détache, et produit ainsi les contractions de l'utérus. Aussi, lorsque l'avortement survient par suite d'abondantes pertes de sang, c'est toujours un fœtus mort qui est expulsé : ma pratique ne m'a pas encore offert une seule exception à cet égard. Une diète prolongée peut encore avoir le même résultat : une dame enceinte de quatre mois fut atteinte de cystite, après laquelle il lui resta des vomissements contre lesquels la thérapeutique fut complétement impuissante; l'estomac, pendant deux mois, ne peut supporter la moindre nourriture, et à peine introduits, les aliments sont aussitôt rejetés. L'amaigrissement qui va toujours croissant est enfin porté jusqu'au marasme ; alors les mouvements de l'enfant cessent, les contractions de l'utérus se déclarent le surlendemain, et expulsent un produit sans vie.

Passons maintenant à la saignée considérée comme dégorgeant directement l'organe enflammé, et voyons si l'ouverture de la jugulaire est, à juste titre, recommandée contre l'inflammation du cerveau, comme propre à désemplir directement les vaisseaux de cet organe. Et d'abord une contradiction trop choquante entache la

6.

doctrine régnante sur les émissions sanguines, pour que je ne la signale pas immédiatement. La phlébotomie, dit-on, dégorge le faisceau de capillaires dans lequel prend naissance la veine divisée; une nouvelle quantité de sang est appelée dans ce faisceau, et ce dernier phénomène, constituant la révulsion ou la dérivation, s'opère aux dépens de la partie enflammée. Telles sont les raisons par lesquelles on cherche à expliquer les avantages de la saignée du bras ou du pied dans certaines maladies; mais lorsqu'il s'agit du mode d'action de la saignée jugulaire dans l'inflammation du cerveau, on énonce bien le dégorgement direct des capillaires qui arrosent cet organe, mais on garde le silence sur la nouvelle quantité de sang qui, d'après la théorie précédente, doit nécessairement arriver dans ces capillaires. Certes, de profondes réflexions n'étaient pas nécessaires pour saisir le vice d'une telle doctrine, que la raison s'indigne de voir assise dans la science à côté des vérités les plus utiles. Le mécanisme de la phlébotomie est le même, quel que soit le lieu où on la pratique; et, chose étonnante! on prescrit, dans l'inflammation céphalique, la saignée du pied comme révulsive, et la saignée de la jugulaire comme déplétive. De deux choses l'une : ou la saignée du pied est révulsive de la tête, ou elle ne l'est pas; si elle l'est réellement, la phlébotomie du cou est, par la même raison, révulsive des extrémités inférieures, et doit attirer, en partie, vers la tête le sang dont ces extrémités sont pourvues; et alors pourquoi prescrire cette dernière dans les maladies cérébrales? Si, au contraire, la phlébotomie du pied n'est pas révulsive de la tête, pourquoi la recommander de préférence aux autres saignées? On voit par là avec quelle légèreté sont parfois observés et jugés les faits qui servent de base aux théories médicales.

Si maintenant nous examinons avec soin ce qui se passe dans la saignée de la jugulaire, nous voyons, 1° qu'une compression exercée sur la veine qu'on va ouvrir s'oppose au libre retour vers le cœur du sang qui circule dans l'organe céphalique ; 2° que la veine ouverte donne une quantité de sang ordinairement peu considérable, parce qu'elle se soustrait par sa situation à une compression aussi forte que celle qu'on exercerait sur les veines des membres ; en sorte que le sang de la jugulaire, qui devait parvenir au cœur, suit en partie son cours naturel, et s'écoule en partie au dehors ; et si la compression est forte, le cerveau s'engorgera comme un membre sur lequel on aurait appliqué une ligature. Eh bien ! je le demande, qui pourra voir dans ce phéno-mène le dégorgement direct du cerveau ? Cet organe se débarrasse-t-il d'une plus grande quantité de sang parce qu'une ouverture est pratiquée à un vaisseau du cou ? Mais l'issue que présente au liquide cette ouverture est plus difficile que l'issue naturelle, puisqu'on est forcé, pour lui faire prendre cette nouvelle route, de lui fer-mer, par la compression, l'accès qui lui était offert vers le cœur. En un mot, l'écoulement du sang au dehors n'annonce pas que le cerveau se dégorge, mais seule-ment que la compression a changé le cours du liquide qui devait se rendre au centre de la circulation. Loin de moi cette idée que la phlébotomie du cou n'ait jamais été suivie de succès dans l'inflammation du cerveau ou de ses membranes : les émissions sanguines sont, dans ce cas, d'une nécessité absolue, et cette opération a sans doute pu avoir des résultats favorables, en raison de l'évacuation qui en est l'objet. Mais je pense aussi qu'elle sera toujours remplacée avec avantage par la phlébotomie du bras ; et s'il est une circonstance qui, tout en exigeant l'évacuation sanguine, contre-indique, pour la pratiquer, le choix de la jugulaire, c'est assurément celle où ce choix est prescrit avec le plus d'insistance. Si, au grave inconvénient de la compression des vaisseaux du cou, nous joignons la difficulté d'obtenir d'abondantes saignées, ordinairement indispensables dans les phlegmasies cérébrales ; si enfin nous reconnaissons, comme nous le verrons plus loin, que tous les avantages attachés à la saignée de la jugulaire, dans quelque circonstance que ce soit, celle du bras les possède également, nous pouvons hardiment exclure la première de la thérapeutique.

En étendant considérablement l'emploi des émissions sanguines, l'école physiologique dut en régler l'usage, et elle établit que les inflammations des organes parenchymateux doivent être combattues par la saignée phlébique, tandis qu'à celles des organes membraneux doivent être opposées les saignées capillaires ; et la raison de ce précepte fut que la saignée dite générale a pour résultat de produire l'absorption du sang que recèlent les parenchymes, afin de remplacer celui qu'on enlève aux gros vaisseaux. Sans doute qu'en proclamant cette loi on oubliait la pâleur de la peau qui se remarque après la phlébotomie, ainsi que la décoloration des membranes muqueuses apparentes à l'extérieur. Pour que cette théorie fût fondée, il faudrait que la nécessité de la saignée phlébique fût d'autant plus pressante que l'organe enflammé est plus parenchymateux ; et la pratique est loin de consacrer ce principe. Ainsi le cœur,

organe moins parenchymateux que les reins et le foie,
réclame, dans l'état inflammatoire, le secours de la lancette bien plus impérieusement que ces derniers viscères. Quoi de plus membraneux que le péricarde, et en
même temps quoi de plus dangereux, lorsqu'il est
enflammé, que de se borner aux saignées capillaires?

Lorsqu'une inflammation violente fait explosion chez
un sujet vigoureux, la phlébotomie est de première
nécessité, puisqu'elle diminue la somme d'un des éléments de la calorification. Mais il s'en faut que cette
médication ait le même degré d'utilité dans toutes les
phlegmasies; et les fonctions du viscère enflammé, ainsi
que certaines dispositions anatomiques, apportent à cet
égard des différences capitales. Dans l'état normal, les
organes exercent leurs fonctions sans en éprouver de
surexcitation nuisible; mais une fois enflammés, ils
deviennent sensibles à la moindre impression, et nous
avons vu qu'alors l'indication la plus impérieuse à remplir est la suspension ou au moins la diminution de leur
action. C'est à ce titre que les soustractions de sang
abondantes et rapides auront toujours des résultats sa-
lutaires dans les phlegmasies des organes de la respiration et de la circulation. Les poumons et le cœur reçoivent à eux seuls, par un ordre particulier de vaisseaux,
et dans un temps donné, tout le sang qui doit, dans le
même temps, être réparti à toute l'économie, et ils
exercent sur ce liquide, chacun à sa manière, une action
continuelle. Or il est évident que nous rendrons cette
action d'autant moindre que nous enlèverons davantage
du fluide qui doit la provoquer; et nous agirons, en
saignant un malade atteint de pneumonie ou de cardite,
comme nous agirions en réduisant les aliments d'un

sujet atteint de gastrite, ou en condamnant au repos un membre affecté de rhumatisme. Ainsi, en dernier résultat, c'est sur le système nerveux que retentit l'influence de la saignée, puisqu'il en résulte une diminution d'action de ce système. Le sang qu'on retire n'est pas même celui qui forme la fluxion sanguine, et quand on parviendrait à enlever directement le fluide de cette fluxion, et qui est apporté aux poumons par les artères bronchiques, et au cœur par les artères cardiaques, n'en resterait-il pas assez dans l'économie, après une saignée, pour obéir encore à l'excès de chaleur qui a déterminé l'engorgement? Concluons donc que si la saignée phlébique est avantageuse dans l'inflammation du cœur et des poumons, ce n'est point par une dérivation imaginaire, mais bien parce qu'elle rend moindre l'action de ces organes; que les nerfs ganglionnaires qui entrent dans leur structure sont alors les premiers modifiés favorablement; que ce n'est qu'à cette condition que l'engorgement sanguin peut disparaître; qu'enfin les succès obtenus par la phlébotomie ne reconnaissent point pour cause la texture parenchymateuse des organes thoraciques, mais bien la nature de leurs fonctions.

Ces propositions sont évidentes pour quiconque n'est point étranger à la physiologie, et c'est l'oubli de cette partie de la science médicale qui est la cause de l'erreur dans laquelle on est tombé. Au lieu de prendre pour règle les fonctions des viscères, on n'a eu égard qu'à leur forme et à leur organisation matérielle; et parce que la phlébotomie est utile dans l'inflammation du poumon qui est un organe parenchymateux, on a été conduit, par une fausse analogie, à la recommander également dans l'inflammation de tous les organes d'une apparence à peu près semblable, mais différant sous le rapport de leurs usages.

La phlébotomie, salutaire dans les phlegmasies du cœur et du poumon, l'est-elle au même degré dans les deux cas? L'expérience a déjà répondu : elle apprend que la saignée doit être portée plus loin dans la cardite que dans la pneumonie; et cette différence trouve dans la physiologie des raisons satisfaisantes. Ainsi le poumon exerce dans toute son étendue une action de même nature : quelque point du viscère que vous choisissiez, ce sera toujours l'hématose qu'il accomplira, et cela par le même mécanisme; en sorte que le malade frappé de pneumonie ne sera dans un danger très-prochain que lorsque l'organe pulmonaire sera phlogosé en totalité. L'hématose ne pouvant plus s'effectuer, l'asphyxie sera imminente. Mais ce cas est fort rare : presque toujours l'inflammation du poumon est plus ou moins circonscrite, la partie enflammée reste dans l'inaction, et les parties saines la suppléent. Il n'en est pas de même du cœur : toute la masse de sang qui arrose nos organes doit passer dans chacune de ses cavités et y recevoir une impulsion plus ou moins forte; or, que ce viscère soit phlogosé dans toute son étendue, ou seulement dans les parois d'une de ses cavités; supposez même l'inflammation la plus circonscrite, la partie affectée ne pourra se soustraire à ses fonctions, et la seule ressource qui reste alors au praticien, c'est d'affaiblir les contractions de l'organe entier par la soustraction aussi considérable que possible du fluide qui doit les solliciter.

Il est des parties qui, dans l'état physiologique, ne servent qu'à aider dans leurs fonctions des organes plus

ou moins importants; le péricarde et les plèvres sont
dans ce cas; mais, quelque secondaire que soit le rôle
de ces membranes, elles exigent, quand elles sont enflammées, un repos absolu; et, s'il n'est possible, une
diminution notable dans l'action des organes à l'exercice
desquels elles sont attachées; et ce serait surtout alors
qu'on ferait courir aux malades les plus grands risques,
si l'on suivait le précepte de ne combattre que par
des saignées capillaires les phlegmasies des organes
membraneux.

Non moins avantageuse dans les phlegmasies du cerveau et de ses annexes, c'est par un autre mécanisme
que la phlébotomie les domine. Déjà nous avons fait
observer que le cerveau est enveloppé d'une boîte solide non susceptible de se prêter à une augmentation
subite de volume, et que cet organe reçoit, relativement
à sa masse, une quantité de sang considérable. A ces
dispositions anatomiques qui entravent la dilatation des
liquides, nous avons attribué la compression du cerveau,
et, par suite, la céphalalgie sous l'empire de la chaleur
fébrile. C'en était assez pour faire pressentir l'indication
de la saignée, lorsque la fièvre est violente, et, à plus
forte raison, lorsqu'à cette fièvre se joint l'inflammation
du cerveau lui-même. Ajoutez à cela que le cerveau, à
chaque contraction du cœur, éprouve, de la part des
artères disposées à sa base, une secousse d'autant plus
forte que le sang est plus abondant et poussé avec plus
de violence; et ce phénomène, moyen puissant de stimulation, la saignée est seule capable d'en diminuer
l'intensité.

Ainsi, pour résumer ce qui précède, nous pouvons
établir, 1° que, par la phlébotomie, la dérivation et la

révulsion sont physiquement impossibles ; 2° qu'une
fois la nécessité de la saignée reconnue, le choix du
vaisseau importe peu, quand la quantité de sang obtenue
est la même ; et que, s'il existe des exceptions à ce principe, c'est la saignée jugulaire qui en est l'objet, saignée qu'il faut frapper d'exclusion ; 3° que la saignée
du pied n'est pas plus révulsive de la tête que la saignée du cou n'est révulsive des pieds ; 4° enfin, que
ce précepte d'opposer la lancette aux phlegmasies des
organes parenchymateux, et les sangsues aux phlegmasies des membranes, n'est pas plus dicté par la raison
que par l'expérience, et que les fonctions des viscères
et non leur texture font loi à cet égard. Nous aurons
occasion plus tard d'apprécier les avantages de la saignée
capillaire ; je me borne en ce moment à faire observer
que si, dans tous les cas, elle ne peut pas remplacer
la phlébotomie, c'est qu'elle ne produit qu'un écoulement graduel qui s'effectue aux dépens de tous les
vaisseaux de l'économie, au lieu de désemplir immédiatement les gros troncs. Ce n'est qu'à cette déplétion
subite des principaux organes de la circulation que la
saignée phlébique doit ses avantages ; et lorsque le
succès n'en suit pas de près l'emploi, on compterait
vainement sur son efficacité ultérieure. Souvent même
le bien qu'elle produit ne dure que le temps suffisant
pour rétablir les premiers rapports de plénitude entre
les gros et les petits vaisseaux ; l'opération doit être
renouvelée.

Si jusqu'à ce jour la phlébotomie a été l'objet de
théories complétement fausses, a-t-on été du moins
plus heureux pour l'artériotomie? Cette saignée, qu'on
ne met d'ordinaire en usage que dans les phlegmasies

du cerveau, parce que l'artère temporale qu'on divise
alors se trouve favorablement disposée pour le succès
de la compression, quand on veut arrêter l'écoulement
du sang, cette saignée possède, aux yeux de certains
médecins, un grand avantage sur la phlébotomie; et
cet avantage, ils le fondent d'un côté sur la qualité du
sang évacué, sang artériel, riche en oxygène et plus
stimulant que le sang veineux; d'un autre côté, sur
une dérivation qui s'opérerait aux dépens de la carotide interne, en attirant dans le tronc facial une plus
grande quantité de fluide qu'il n'en passait dans ce
vaisseau avant l'incision de l'artère. Mais d'abord le
sang que reçoit le cerveau, après la section de la temporale, a-t-il donc changé de nature? n'est-il donc
plus artériel; n'est-il donc plus aussi oxygéné, aussi
stimulant enfin que celui qui y parvenait avant l'opération? Et qu'importe la qualité du sang enlevé, si
le liquide que reçoit l'organe est resté le même? En
second lieu, cette dérivation dont on parle est tout
aussi illusoire que celle dont on a doté la phlébotomie;
et les lois physiques, dont on a fait encore ici une fausse
application, le démontrent surabondamment. Les particules des corps liquides sont essentiellement mobiles les
unes sur les autres, et ces corps peuvent être repré-
sentés comme composés d'un grand nombre de particules matérielles dont chacune, à part et pour son
compte, obéit à l'impulsion des forces qui la sollicitent.
D'un autre côté, la vitesse d'un liquide qui a reçu une
impulsion augmente en raison inverse de la résistance
qui lui est opposée. D'après ces principes, quelle modification doit apporter dans la direction du sang une
ouverture pratiquée à l'artère temporale? Les particules

du sang qui circule dans ce vaisseau, trouvant moins
de résistance, auront un mouvement plus rapide; elles
opposeront une résistance moindre au liquide poussé
dans l'artère qui donne naissance à la temporale, mais
cette diminution de résistance ne sera ressentie que par
les particules correspondant au sang de cette dernière
artère. De proche en proche cet effet s'étendra successivement dans tous les vaisseaux, depuis la temporale
jusqu'à l'aorte, en sorte que le liquide dans cette artère
formera une colonne divisée par le mouvement en deux
parties, dont l'une, correspondant par une suite de
colonnes intermédiaires aux particules du sang qui circule dans le vaisseau ouvert, aura, en raison d'une
moindre résistance, une plus grande vitesse; et l'autre,
correspondant à toutes les autres artères, aura un
mouvement moins rapide. Puisque l'effet de cette diminution de résistance doit se faire sentir jusqu'à l'origine
même de l'aorte, pourquoi une dérivation aux dépens
de la carotide interne plutôt que de la sous-clavière?
Il est évident que les effets de la saignée artérielle seront répartis entre tous les organes de l'économie,
c'est-à-dire, que tous recevront une quantité de sang
moindre, mais toujours d'une manière proportionnelle.

S'il ne suffisait pas du raisonnement pour déshériter
l'artériotomie de toute supériorité sur la saignée phlébique, j'en appellerais à l'expérience du plus grand
nombre des praticiens; j'en appellerais à l'abandon
presque général qu'a subi aujourd'hui ce moyen thérapeutique; j'en appellerais enfin à des observations multipliées qui me sont propres; car, ayant pratiqué dans
un hôpital dont le chirurgien en chef montrait une
grande prédilection pour l'artériotomie, j'ai pu en com-

parer les effets avec ceux de la phlébotomie, et celle-ci m'a toujours paru mériter la préférence. Cette préférence est, à mes yeux, suffisamment justifiée par la quantité de sang, en quelque sorte illimitée, que peuvent laisser échapper les veines du bras, tandis qu'on n'est pas toujours maître d'obtenir une abondante saignée par l'artère temporale.

Prescrivant indifféremment la phlébotomie ou les sangsues dans les maladies inflammatoires, quelques médecins assignent à ces deux moyens de tirer du sang le même mode d'action. Pourtant, nous avons déjà vu que la phlébotomie soustrait subitement une grande quantité de sang, tandis que ce liquide ne s'écoule que lentement par les morsures des sangsues. Ajoutons à cette première différence que l'une n'est suivie d'aucun phénomène congestif sur la partie où on la pratique, tandis que l'autre s'accompagne toujours d'une érection vitale, véritable inflammation sans laquelle l'hémorragie serait nulle ou bien peu copieuse. De phénomènes si contraires dérivent nécessairement des effets différents. Déjà l'école physiologique a fixé l'attention des praticiens sur les résultats obtenus par les sangsues dans les phlegmasies abdominales ; mais, n'ayant qu'une fausse idée de la manière d'agir de ce moyen thérapeutique, elle en a beaucoup trop étendu l'application, et a établi des principes qui ne peuvent pas plus résister à l'expérience qu'au raisonnement. Séduits par la dénomination de *saignée locale*, les médecins ont cru enlever directement par les sangsues le sang de l'organe enflammé, et dissiper ainsi tout travail phlogistique, comme si l'inflammation était un phénomène purement mécanique, comme si, en admettant même qu'on pût

affranchir une partie phlogosée de tout le sang qu'elle
contient, il n'en restait plus assez dans l'économie pour
obéir encore à l'acte vital qui d'abord l'avait appelé en
excès. Quand on voit les morsures de sangsues s'entou-
rer d'une auréole inflammatoire, faire surgir un travail
phlogistique là où tout était normal, comment croire
que ces animaux dégorgent directement l'organe enflammé? D'ailleurs, quand, appliquées sous les clavicules,
les sangsues répriment une bronchite; quand, appliquées sur l'épigastre, elles arrêtent une gastrite, quelles
sont les communications vasculaires de la peau et de la
muqueuse pulmonaire, du derme épigastrique et de la
muqueuse ventriculaire par où puisse s'opérer ce dégorgement direct? Si la saignée capillaire agissait à titre
de saignée locale, elle serait éminemment indiquée dans
les phlegmasies extérieures; et l'érysipèle, le flegmon,
le panaris en attesteraient la puissance. C'est aussi ce
que l'on crut un moment; mais les résultats cliniques
ont forcé les physiologistes les plus absolus de changer
de conviction.

Quelque précaution que l'on prenne alors; que, selon
le précepte donné, on applique les sangsues en grand
nombre, qu'on les applique sur le lieu le moins enflammé,
ce qui déjà est contradictoire, toujours il est imprudent
de faire mordre ces animaux sur une surface phlogosée; et, d'après nombre de faits observés sur le théâtre
même de la médecine physiologique, cette méthode
thérapeutique est, à mes yeux, des plus nuisibles. C'est
que les avantages de la saignée capillaire par les sangsues ne dérivent pas d'une soustraction mécanique de
sang, mais bien du travail hémorragique comparable
à celui des hémorragies spontanées. Autour de chaque

morsure se forme une auréole inflammatoire, véritable *molimen hemorragicum* qui entretient l'écoulement du sang ; et, quel que soit l'instrument que vous choisissiez pour imiter, non-seulement les morsures des sangsues, mais encore leur aspiration ; quelque profondes que soient les plaies que vous pratiquiez sur le derme, jamais vous ne produirez une hémorragie de longue durée. Obéissant simplement aux lois mécaniques, le sang s'arrêtera dès que vous aurez soustrait vos moyens d'aspiration. Il n'en est pas de même des hémorragies qui suivent les applications de sangsues : souvent on éprouve de grandes difficultés à les réprimer ; et, à l'exemple des hémorragies spontanées dites *critiques*, elles ne cessent parfois que lorsque les phlegmasies qui les ont réclamées sont elles-mêmes domptées. Appelé auprès d'un sujet qui offrait tous les signes d'une congestion cérébrale, je pratiquai la phlébotomie, que je fis suivre d'une application de vingt sangsues aux jugulaires. Après cette médication, le malade se trouvait soulagé, et le sang s'était arrêté spontanément ; mais une vive impression morale ramena tous les accidents, et avec eux la réapparition de l'hémorragie, après une suspension de quatre heures, hémorragie qui s'apaisa comme la première, lorsque les symptômes qui l'avaient provoquée eurent eux-mêmes disparu. Ce phénomène se renouvela une seconde fois encore, et me démontra ainsi que le derme, quant aux hémorragies, est placé par les sangsues dans les conditions des membranes muqueuses ; qu'il devient, comme ces dernières, le siége du *molimen hemorragicum* à la faveur duquel l'écoulement du sang est entretenu, non plus par les forces physiques, mais bien par les lois de la vie. Dans un hôpital où, entre autres abus, le pharmacien en chef, par des raisons que je m'abstiendrai de rechercher, refusait les sangsues nécessaires au service médical, on avait recours aux ventouses scarifiées pour les remplacer, et certes, les résultats cliniques n'étaient rien moins que satisfaisants. Parlerai-je de ce malade jeune et vigoureux, atteint depuis la veille d'une péritonite sur-aiguë? Une saignée du bras lui est pratiquée, et sous l'influence de cette médication, les douleurs abdominales perdent un peu de leur violence; trente sangsues prescrites pour être appliquées après la saignée, sont remplacées par six ventouses scarifiées, qui paraissent augmenter plutôt que diminuer les souffrances; et le sujet meurt après avoir supporté trois saignées à la lancette, et l'application sur le ventre de quinze ventouses scarifiées. Dirai-je cet autre malade qui, frappé d'une méningite, meurt en trois jours, le cou sillonné de scarifications? J'aurais d'autres malheurs encore à signaler, car jamais je n'ai vu l'inflammation aiguë faire autant de victimes. Certes, il eût mieux valu retourner à l'ancienne pratique, employer les vomitifs et les purgatifs, agir enfin par des méthodes perturbatrices, que de se reposer du soin de la guérison sur des moyens insuffisants, quelque rationnels qu'ils pussent être. Mais on mettait au même rang les sangsues et les ventouses; on dotait du même mode d'action ces deux agents thérapeutiques, et l'on se faisait illusion sur les causes de la mortalité.

Identique dans son action avec l'hémorragie spontanée, la saignée capillaire par les sangsues, tout en diminuant l'élément matériel de l'inflammation, puise donc encore ses avantages dans le *molimen hæmorrhagicum*, dont elle est inséparable. C'est une nouvelle phlegmasie qui tend à se prononcer, mais au développement de laquelle s'oppose l'écoulement du sang. L'exaltation de la calorification a bien lieu, mais son effet matériel ne peut se produire ; c'est en quelque sorte une inflammation en voie de guérison, et la loi d'harmonie qui lie toutes les parties de l'organisme, me fait considérer cette marche salutaire comme imprimant une marche semblable à la phlegmasie existante, et amenant ainsi la guérison.

Quant à la ventouse scarifiée, à peine doit-elle être regardée comme un mode d'évacuation sanguine ; l'hémorragie qu'elle détermine n'étant point active comme celle des sangsues, n'en peut avoir les avantages. D'un autre côté, elle est rarement assez copieuse pour être considérée comme spoliatrice, et pour avoir ainsi les avantages de la saignée phlébique. La ventouse scarifiée me paraît agir à la manière des stimulants cutanés, et c'est aussi dans les circonstances où ces derniers sont utiles, qu'elle est elle-même employée avec succès.

Nous avons vu la phlébotomie, quel que soit le lieu où on la pratique, exercer son action toujours au même degré. Il n'en est pas ainsi de la saignée capillaire : les sympathies diverses qui se développent pendant les phlegmasies, sont à cet égard, pour le médecin, des avertissements utiles ; et quand il voit les membranes muqueuses enflammées, devenir à leurs orifices le siége d'un mouvement fluxionnaire, véritable effort hémorragique qui parfois s'accomplit spontanément, c'est là qu'il doit appliquer les sangsues ; c'est là que ces animaux réussissent en petit nombre, tandis que mis en usage sur toute autre région, il en faudrait une bien plus grande quantité. Plusieurs fois, par l'application d'une ou deux sangsues à la face interne des ailes du nez, j'ai vu la bronchite avorter, aussi bien que par une épistaxis spontanée. Il n'est pas de praticien qui ne possède une multitude d'exemples de colites enlevées d'une manière merveilleuse par l'application de quelques sangsues au pourtour de l'anus ; enfin dans l'urétrite, j'ai obtenu quelques succès aussi de deux sangsues appliquées sur le gland ; et cette pratique était justifiée à mes yeux par une rougeur assez vive dont était entouré le méat urinaire.

Quelquefois on voit surgir l'inflammation à la suite d'une hémorragie supprimée ; c'est ce dont la menstruation offre chaque jour de nouveaux exemples. L'indication est alors de pratiquer promptement la saignée du bras, pour affranchir immédiatement l'économie d'un excès de sang qui la gêne. Mais il ne faut point se borner là, si les accidents persistent ; et les sangsues appliquées le plus près possible du théâtre ordinaire de l'hémorragie, les dominent le plus souvent, en rappelant une congestion, première condition de la santé. Hors ces diverses circonstances, la chaleur de la peau, dans le point correspondant au siége de la phlegmasie, indique le lieu où doit être pratiquée la saignée capillaire. Toutefois le derme peut participer à l'état inflammatoire des organes qu'il recouvre, et alors il est nécessaire d'en éloigner les sangsues.

La question des saignées serait incomplétement traitée, si je ne parlais de la quantité de sang qui doit être tirée dans le cours des phlegmasies. L'observation montre, sous ce rapport, des variétés remarquables ; et l'on voit tel sujet supporter, pendant la durée d'une maladie, la perte de six à huit livres de sang, lorsque tel autre meurt exsangue par une perte beaucoup moindre. Bien que l'habitude clinique soit, à cet égard, le meilleur guide, il est des règles néanmoins qui ne doivent pas être passées sous silence. Lorsqu'une inflammation violente fait explosion chez un sujet vigoureux; quel que soit l'organe frappé, il faut d'abord par la phlébotomie diminuer l'élément matériel de la calorification, source première de toute phlogose; mais c'est surtout dans les phlegmasies de l'encéphale, comme des organes de la circulation et de la respiration, qu'il faut recourir hardiment aux émissions sanguines; et j'ai déjà dit les raisons sur lesquelles se fonde ce précepte. Il faut même ne pas craindre d'y revenir à plusieurs reprises, car après un certain temps, l'absorption interstitielle a remplacé, dans les gros vaisseaux, le sang dont on les avait privés, et le cerveau serait aussi comprimé dans son enveloppe osseuse, le poumon serait le siége d'une hématose aussi active, le cœur se contracterait avec autant de force sur une même quantité de sang, si on ne renouvelait la saignée. Un traitement aussi énergique est loin d'être applicable à toutes les affections inflammatoires ou fébriles; il en est même sur lesquelles parfois les évacuations sanguines n'ont aucune prise, et c'est alors une faute trop souvent commise dans la pratique médicale, que d'insister sur des moyens qui, en affaiblissant le sujet, retirent à l'expectation toute probabilité de succès. Le malade meurt exsangue au moment où peut-être allait se dessiner la marche rétrograde de l'affection. La fièvre typhoïde présente souvent cette résistance aux saignées; et plus d'une fois j'ai remarqué que la promptitude de la mort était en raison directe de la quantité de sang perdue.

Qu'au début de cette maladie, chez un sujet vigoureux, on diminue les symptômes pyrétiques par une saignée peu copieuse ; qu'on poursuive par des saignées capillaires modérées quelques symptômes inflammatoires sur des organes importants ; c'est une pratique rationnelle et d'un effet heureux. Mais employer avec profusion les émissions sanguines dans des maladies qui, tout en se jouant de nos moyens thérapeutiques, finissent pourtant, abandonnées à elles-mêmes, par épargner la plupart des sujets, c'est ce qu'on ne saurait approuver.

On ne peut encore être trop sobre de saignées dans les phlegmasies chroniques : l'altération de tissu, l'augmentation de calibre des vaisseaux sanguins, font assez pressentir l'insuffisance d'un moyen dont l'action est transitoire. Pourtant, lorsque les fonctions nutritives conservent toute leur puissance, les émissions sanguines peu copieuses et souvent répétées sont d'un grand secours ; mais elles deviennent nuisibles, pratiquées au delà de ce que peut réparer la nutrition.

A peine la séparation de ses éléments opérée, le sang présente parfois un caillot revêtu d'une couche plastique, d'un jaune verdâtre, à laquelle on a donné le nom de *couenne inflammatoire*. Les savants, pour la plupart, regardent cette couche comme entièrement formée de fibrine, et les expériences du docteur Denis sont venues appuyer cette manière de voir : « L'analyse chimique, « dit-il, prouve que cette couenne est en tout semblable « à la fibrine extraite d'un sang ordinaire, et que le « coagulum rouge sous-jacent renferme moins de fibrine « que n'en contient, à poids égaux, un caillot sanguin « provenant d'un sang non couenneux. » (*Recherches expérimentales sur le sang humain.*) M. Denis attribue en outre la formation de cette couenne à la lenteur avec laquelle s'opère la coagulation du sang, lenteur qui permet à la matière colorante de se précipiter en se séparant ainsi d'une portion de fibrine. Plus tard, M. Piorry pensa que cette couche plastique n'était autre chose que de l'albumine coagulée fournie par le sérum; (*Recherches sur le sérum du sang*); et M. Lecanu, fondé sur l'impossibilité de distinguer la fibrine de l'albumine coagulée, adopte aujourd'hui cette opinion. (*Études chimiques sur le sang humain*). Ce qui semblerait surtout la confirmer, c'est qu'après les analyses comparatives faites par ce dernier chimiste, le sang qui, dans les affections du cœur, se présente presque toujours couenneux, contient une bien moindre proportion de fibrine et plus d'albumine qu'à l'état normal. Quoi qu'il en soit, c'est à tort que la couenne du sang est regardée par beaucoup de praticiens encore, comme le signe d'une grande richesse de ce liquide, comme l'expression d'une phlegmasie très-violente, enfin comme une indication au renouvellement de la saignée. Qu'un sujet frappé de pleurite ou de pneumonie, fournisse un sang couenneux, et que ce caractère même soit d'autant plus prononcé que la phlegmasie est plus violente, cela est incontestable. Mais, d'un autre côté, on voit des sujets en proie à des méningites intenses, à des néphrites, à des cystites, etc., etc., présenter un sang non couenneux, et l'on se tromperait étrangement si, à ce seul caractère négatif, on jugeait suffisante une première émission sanguine. D'un autre côté, on voit des personnes jouissant de tous les attributs de la santé, fournir sur leur sang cette couche d'apparence fibrineuse, et c'est particulièrement chez les femmes enceintes, à dater du cinquième ou sixième mois de la gestation, que se rencontre ce phénomène remarquable. La couenne du sang est-elle donc un caractère insignifiant dans les maladies? Non; mais elle annonce seulement un obstacle plus ou moins sensible à la circulation, soit que cet obstacle ait sa source dans une phlegmasie des appareils circulatoire ou respiratoire; soit qu'il résulte de la compression des organes thoraciques par l'utérus gravide; soit enfin qu'il ait sa cause dans des ossifications valvulaires du cœur, ou dans d'autres affections organiques de cet organe et des gros troncs artériels. Quelque débile alors, quelque appauvri que fût le sujet, vous tireriez jusqu'à la dernière goutte de son sang, que ce liquide se présenterait encore avec l'aspect couenneux. J'ai, pendant plusieurs années, donné des soins à un homme d'un âge avancé, qui portait une dilatation de l'aorte ascendante, confirmée plus tard par la nécropsie. Sans cesse tourmenté par l'oppression, il était toujours soulagé par la saignée du bras, et je fis chez ce malade l'observation constante que la couenne dont se recouvrait le sang était d'autant plus épaisse et solide que la respiration était plus difficile. Des faits de cette nature se sont rencontrés assez nombreux dans ma pratique; j'en ai un sous les yeux encore en ce moment, et chaque fois qu'il est soumis à la lancette, je ne crains pas d'annoncer un sang d'autant plus couenneux que l'oppression est plus pénible. L'albumine ou la fibrine manquerait-elle de la fluidité nécessaire pour traverser tous les canaux de la circulation, dès qu'un obstacle se présente, et séjournerait-elle alors dans le système veineux? Les concrétions polypiformes qui se produisent dans les cavités du cœur, aux périodes extrêmes des maladies de cet organe, autoriseraient peut-être cette opinion, qui trouverait encore dans l'expérience suivante une sorte de confirmation. Saignez un sujet dont le sang se trouve dans les conditions nécessaires à la formation de la couenne; mais que l'ouverture de la veine soit trop étroite pour laisser ce liquide s'écouler librement; le caillot se présentera non couenneux. Que si au même instant vous pratiquez la phlébotomie au bras opposé, et qu'ici le sang jaillise en liberté par un jet volumineux, vous aurez alors une couenne plus ou moins épaisse.

S'il est vrai que la phlébotomie puise ses avantages dans la diminution du travail fonctionnel des organes circulatoires et respiratoires, comme dans la disparition de la compression pénible que peut éprouver le cerveau sous le joug de la phlogose, on est naturellement porté par l'induction à mettre en usage des moyens qui, sans faire perdre au malade un fluide nutritif souvent très-précieux, pourraient néanmoins en le déplaçant procurer les mêmes bienfaits. Ce fut dans cette pensée que Chry-sippe de Cnide et son élève Érasistrate appliquèrent sur les membres des ligatures circulaires, qui affranchissaient les principaux organes de tout le sang retenu ainsi dans les extrémités. Employées depuis à plusieurs reprises, les ligatures n'ont jamais occupé dans la science le rang qu'elles méritent, et les praticiens qui les ont signalées à l'attention n'ont pas été assez heureux jusqu'à ce jour pour leur acquérir une faveur qui, trop souvent, accompagne des agents thérapeutiques d'une valeur assurément fort équivoque. Je ne rappellerai pas ici tous les travaux qui confirment les avantages des ligatures circulaires des membres, contre l'hémoptysie, l'oppression, les congestions cérébrales, etc.; on peut voir dans l'excellente thèse de M. Bourgery, publiée en 1825, la récapitulation de toutes les productions de nos devanciers sur cet objet. Mais aux faits déjà connus, j'en ajouterai quelques-uns tirés de ma propre pratique ; et, bien que, dans cette composition, je me sois fait une loi d'être sobre d'observations détaillées, travail toujours facile et trop exalté aujourd'hui, pourtant ce sujet est encore trop ignoré pour qu'on ne me pardonne pas quelques histoires de malades à la faveur desquelles je m'efforce de sauver d'un injuste oubli un auxiliaire de la saignée, parfois précieux, et toujours innocent.

Ce fût en 1826 que je fis usage de ce moyen pour la première fois, et le sujet était une femme frappée d'apoplexie, à l'âge de soixante-onze ans, réduite presque au marasme, et chez laquelle la saignée m'inspirait des craintes. Je retins par des ligatures une assez grande quantité de sang dans les quatre membres, avec le soin de les enlever et de les replacer alternativement, pour renouveler le fluide nutritif, et le résultat combla mon espérance ; la malade, qui resta hémiplégique, put se lever le quatrième jour. Le succès fut peut-être plus saillant chez une demoiselle âgée de seize ans, d'une forte constitution, et qu'à ma première visite je trouvai dans l'état suivant : Couchée sur le dos, froide et respirant à peine, elle était sans connaissance, et la lividité du visage donnait l'idée de l'asphyxie. J'appris qu'atteinte de bronchite depuis une quinzaine, elle avait reçu la pluie dans une courte sortie, et que rentrée chez elle, crachant le sang et fort oppressée, elle avait promptement été plongée dans l'état où je la voyais. Le pouls, extrêmement petit, donnait cent trente pulsations par minute, et l'auscultation révélait l'absence de respiration dans les deux tiers inférieurs des deux poumons. Une saignée du bras, de deux livres, fut sur-le-champ pratiquée, et immédiatement suivie d'une application de trente sangsues sur la poitrine. Sous l'empire de ces évacuations sanguines, la malade recouvra l'usage de ses sens, et la chaleur ne tarda pas à revenir. A onze heures du soir, c'est-à-dire, six heures après la saignée, l'engorgement des poumons était toujours aussi étendu, la respiration toujours aussi difficile, au moins en apparence; et la malade se plaignait de douleur dans les deux côtés de la poitrine, et principalement à droite : il était évident que nous avions à combattre une pleuro-pneumonie double. Une saignée de douze onces est encore pratiquée, et diminue un peu la dyspnée, mais non pour longtemps; car le lendemain ce symptôme avait repris sa première intensité, et coïncidait toujours avec l'imperméabilité d'une portion étendue des deux poumons. Quinze sangsues sont alors appliquées sur chaque côté du thorax, qui font disparaître la douleur à gauche, et la diminuent seulement à droite. Cependant la respiration est toujours haute et fréquente; la poitrine auscultée de nouveau fait entendre la bronchophonie dans le tiers moyen du poumon droit; un peu de crépitation à la même région du côté gauche ; et la base conserve encore son imperméabilité. Le troisième jour, un vésicatoire de trois pouces de diamètre est appliqué sur chaque côté de la poitrine; le tartre stibié est administré à la dose de six grains, et n'est pas toléré; cette dose est ensuite diminuée, mais l'estomac y reste réfractaire; il faut y renoncer. Les cinquième et sixième jours se passent dans ces tentatives infructueuses; les signes fournis par l'auscultation se montrent les mêmes; et le pouls, après être descendu à cent vingt et même cent seize pulsations, est remonté à cent trente, et devenu petit et misérable. Que ferons-nous pour affranchir la malade de cette oppression qu'elle-même, d'une voix entrecoupée et défaillante, nous conjure de faire cesser? Les sinapismes promenés sur les membres inférieurs, les lavements laxatifs ont été sans résultat; les autres moyens en usage n'ont pas eu jusqu'ici plus de succès, à l'exception des émissions sanguines, dont l'influence a été d'abord assez sensible. Mais la malade, pâle et défigurée, est dans un état anémique; et la saignée, tout en donnant pour le moment plus de liberté à la respiration, aurait le grave inconvénient de détruire ce qui reste de force, et pourrait être mortelle. Pour y suppléer, une ligature est appliquée sur chaque bras, au-dessus de l'articulation humero-cubitale, et quelques minutes suffisent pour diminuer la gêne des organes thoraciques. Je recommande aux personnes qui environnent la malade d'affranchir alternativement les bras de leurs ligatures, lorsque l'engourdissement occasionné par l'extrême dilatation des veines deviendra intolérable, et de rétablir la compression immédiatement après le retour à la circulation générale, du sang ainsi retenu dans les extrémités supérieures. Le soir, la respiration, encore difficile, l'était pourtant sensiblement moins, et l'on put suspendre pendant la nuit l'usage des liens, qu'on renouvela trois jours encore. La malade, chaque fois que les ligatures étaient appliquées, annonçait une amélioration notable dans l'état de la respiration, et elle se hâtait de les demander, lorsqu'elle se sentait menacée de dyspnée; c'était, disait-elle, son salut. Le treizième jour du traitement, elle put prendre un peu de nourriture, et la fièvre avait complétement cessé le quinzième jour. La poitrine, dans le cours de cette affection, fut couverte de vésicatoires volants qui sans doute ne furent pas étrangers à la guérison; mais les ligatures des membres peuvent en revendiquer une grande part assurément, car les effets en furent à la fois prompts et constants.

Parmi les faits du même genre, je signalerai un jeune homme de vingt-trois ans, d'une constitution robuste, qui, en proie à une pneumonie double, avec pleurésie gauche, supporta en quatre jours cinq saignées du bras, de quatre palettes, et l'application de cinquante-cinq sangsues. Chaque émission sanguine avait diminué l'oppression, mais seulement pour quelques heures, ce qui avait exigé la répétition de ce moyen thérapeutique. Néanmoins, craignant de porter la saignée au delà de toute limite, je la remplaçai par la compression des bras, et j'eus ainsi l'avantage d'amener dans la respiration un amendement sensible, sans affaiblir davantage un sujet qui ne pouvait plus l'être sans danger. Ce moyen souvent renouvelé, et toujours avec sucès, contribua beaucoup à la guérison, qui eut lieu le vingt-deuxième jour, à dater du début du traitement.

Les ligatures circulaires des membres se montrèrent non moins favorables chez une dame âgée de soixante-cinq ans, auprès de laquelle je fus appelé le 21 janvier 1837. Fortement constituée, mais amaigrie et épuisée par les travaux de la campagne, cette dame était frappée d'une pneumonie double, entée sur un catarrhe pulmonaire qui déjà durait depuis un mois. A l'auscultation comme à la percussion, il était facile de reconnaître l'imperméabilité du tiers supérieur du poumon gauche, ainsi que de la partie supérieure et postérieure du poumon droit ; et la poitrine, dans le reste de son étendue, faisait entendre un râle muqueux très-fort. A ces signes physiques se joignait une oppression des plus fatigantes, et le pouls, assez plein, donnait cent quatre pulsations par minute. Une saignée du bras de deux palettes est suivie d'un soulagement de peu de durée; renouvelée le lendemain, elle a le même résultat. Ce jour-là, un vésicatoire de trois pouces de diamètre est appliqué sur chaque côté du thorax, et malgré cette médication active, l'oppression persiste au même degré. Le 23, le tartre stibié est administré et non toléré ; et la malade se refusant obstinément à l'emploi réitéré de ce médicament, demande, le 24, à être saignée pour alléger une oppression qui ne lui permet pas un instant de repos. Craignant, dans l'état de faiblesse où elle se trouvait, les résultats ultérieurs de la saignée, j'appliquai sur-le-champ une ligature sur chaque bras, et, au grand étonnement de la malade, j'amenai en quatre ou cinq minutes un soulagement sensible. Ces ligatures furent ainsi gardées pendant deux heures avec le soin de les faire enlever lorsqu'elles devenaient trop gênantes, pour les réappliquer immédiatement après, et le reste de la journée se passa dans un calme assez satisfaisant; seulement, vers le soir, l'oppression se renouvela, qui fut de nouveau combattue par les ligatures, et avec le même succès que le matin. Je n'enregistrerai pas jour par jour l'état de ma malade; qu'il me suffise de dire que dans cette affection, dont la durée fut de deux mois, la dyspnée, pendant plus de trente jours, se renouvelait constamment sous forme d'accès, à des intervalles de cinq ou six heures, et la compression des bras, lorsqu'elle ne la surmonta pas complétement, au moins la

modéra toujours. La puissance de ce moyen thérapeutique fut tellement évidente, qu'à lui seul la malade
accorde l'honneur de sa guérison ; sans doute il y a de
l'exagération dans cette pensée, mais d'après la con-
stance et l'instantanéité de ses effets, on ne peut lui re-
fuser une large part dans le succès obtenu.

Comme analogue de ce fait, mais moins grave pourtant, je citerai une dame de plus de soixante ans, d'une
forte constitution, et offrant, dans son état ordinaire,
les signes d'un obstacle à la circulation du sang, tels
qu'oppression au moindre exercice, irrégularité des contractions du cœur et bruit de râpe assez prononcé pendant la systole ventriculaire. Cette dame, sous l'empire
d'une pleuro-pneumonie, était, lors de ma première visite,
assise sur son lit, respirant à peine et demandant de
l'air. Une saignée du bras, de seize onces, parut amener
un soulagement assez notable, mais il fallut la renouveler
le lendemain, car l'orthopnée était revenue au même
degré. Dans cette maladie, ainsi marquée chaque jour
par de nouveaux accès d'oppression, deux saignées
n'eussent point suffi assurément, sans la compression
des membres qui leur fut un puissant auxiliaire, et dont
le résultat immédiat fut toujours incontestable. Le quinzième jour du traitement, la malade était convalescente.

De ces deux dernières observations, j'en rapprocherai
une autre dont le sujet est une femme, jeune à la vérité,
mais qui, par la délicatesse de son organisation, n'offrait pas plus de chances de succès que n'en présentent
d'ordinaire les vieillards. Cette femme, dont la poitrine
est déformée par une incurvation anormale de la colonne
vertébrale, était atteinte d'une double pleuro-pneumonie
tellement violente, que le défaut de respiration rendait

le visage livide. Redoutant d'abondantes évacuations sanguines, chez un sujet aussi débile, je ne prescrivis que six sangsues à la base de chaque côté de la poitrine, double siége du mal, et les bras furent immédiatement comprimés par des ligatures. Après quelques minutes, la malade annonça moins de difficulté dans la respiration, et il fut convenu que la compression serait maintenue toute la journée, avec la précaution de la suspendre parfois pour renouveler le sang dans les avant-bras. Le lendemain, des deux points pleurétiques, l'un avait diminué, l'autre, disparu. La compression fut continuée, toujours accompagnée d'un résultat aussi prompt que sensible, et après douze jours, pendant lesquels on n'eut recours à aucun autre moyen thérapeutique, la malade était convalescente.

De même que la saignée, les ligatures circulaires des membres peuvent être employées avec avantage, non-seulement contre les affections du poumon et du cerveau, mais aussi contre celles du cœur, et de ses dépendances. Une demoiselle, âgée de vingt-quatre ans, d'une constitution nervoso-sanguine, menstruée régulièrement, sujette aux palpitations et à l'oppression, tombe tout à coup sans connaissance, après avoir, pendant quelques jours, éprouvé du malaise et de la gêne dans la respiration. Alors les pulsations du cœur sont fréquentes, irrégulières, tumultueuses, la dyspnée très-prononcée, le visage pâle et les lèvres bleuâtres. L'année précédente, elle avait été frappée d'accidents semblables, qu'une saignée du bras surmonta promptement, mais pour laisser la malade dans un état de langueur dont elle ne se remit qu'à la faveur de la belle saison passée à la campagne. Craignant, cette fois encore, un résultat semblable, je m'abstiens de toute évacuation sanguine, et j'y suppléé par les ligatures. A peine les veines des mains et des avant-bras sont-elles gonflées, que les pulsations du cœur diminuent de fréquence et se régularisent; qu'une douleur lancinante qui existe à la région précordiale, est sensiblement allégée, et que la respiration, sans être complétement libre, se trouve pourtant beaucoup plus facile. Il était six heures du soir, la compression fut continuée jusqu'à neuf heures, et la malade s'endormit alors dans un calme parfait. Le lendemain matin à neuf heures elle se dit guérie; cependant elle éprouve encore un peu de gêne dans la respiration, et la douleur précordiale, bien qu'à un faible degré, n'est pas entièrement passée. Les ligatures appliquées de nouveau rendent, en peu d'instants, à la respiration toute sa liberté, et font cesser définitivement la douleur. Comme la veille, elles sont maintenues pendant trois heures, après lesquelles les battements du cœur sont revenus à l'état normal.

Non moins significatif, le fait suivant mérite encore d'être signalé. Au commencement du mois de mars 1837, M. le docteur Gasc m'adressa une dame de trente-six ans, sur laquelle il avait constaté une hypertrophie considérable du cœur, caractériseé par des pulsations fortes et fréquentes, accompagnées d'impulsion à la région précordiale et de tintement métallique; cette affection paraît avoir son siége dans le ventricule gauche, et coexiste sans doute avec une induration des valvules aortiques; car la respiration est habituellement fort gênée, et la systole ventriculaire est marquée par un bruit de râpe très-sensible. A ma première visite, je pratiquai une saignée copieuse, promptement suivie d'un soulagement notable, et la digitale fut immédiatement administrée, en même temps qu'un régime fort léger fut prescrit. Après quelques jours, la malade fut satisfaite de son état, se plaignant pourtant encore d'une oppression fatigante qui se renouvelait chaque soir, et ses nuits, agitées par des rêves effrayants, étaient interrompues par de fréquents réveils en sursaut. Tous ces symptômes furent prévenus par les ligatures appliquées sur chaque bras pendant six heures; et cette malade, que j'avais ensuite perdue de vue, s'est présentée chez moi il y a peu de jours (décembre 1837), et m'a exprimé tout le bien qu'elle a éprouvé de l'emploi de ce moyen si simple. J'ai en effet reconnu, à l'exploration, une diminution des plus notables de tous les symptômes qu'elle offrait d'abord.

L'oppression qui se manifeste si fréquemment dans la phthisie pulmonaire peut être allégée par la saignée; mais on sait que les pertes de sang précipitent d'ordinaire les jours des sujets frappés de cette désespérante affection; et on est heureux alors de trouver un moyen qui, sans affaiblir les malades, produise pourtant les effets des émissions sanguines. Une dame de quarante ans, portant tous les signes d'une tuberculisation pulmonaire que MM. les docteurs Récamier et Chomel eurent occasion de constater, était, dans le mois de décembre 1836, soumise chaque soir à un redoublement fébrile, accompagné d'une forte oppression et de violentes quintes de toux. Ces symptômes, chaque soir, furent calmés comme par enchantement, et d'une manière constante, par l'emploi des ligatures; et l'effet en était tellement sensible, qu'on pouvait à volonté rendre à la malade et la toux et l'oppression, ou l'en affranchir, en supprimant ou en rétablissant la compression.

Cette malade, que j'envoyai à Hyères au mois de janvier suivant, est aujourd'hui (décembre 1837) en voie de guérison.

A l'exemple de plusieurs auteurs, j'ai employé la compression circulaire des membres contre les fièvres intermittentes, mais le plus souvent sans résultat. Il est vrai que la puissance du sulfate de quinine a droit de nous rendre difficiles sur l'action des agents par lesquels on chercherait à remplacer ce précieux spécifique.

Enfin je terminerai ce que j'avais à dire de l'usage thérapeutique des ligatures par une remarque sur la manière d'y procéder, remarque importante puisqu'elle se rattache aux conditions du succès. On le conçoit facilement, la compression n'agissant que par l'accumulation du sang qu'elle produit dans les extrémités, devra être assez forte pour gêner le retour du sang veineux au cœur, mais non assez pour arrêter la circulation artérielle; et comme les avant-bras s'engorgent alors considérablement, il est prudent de les affranchir des ligatures à de courts intervalles, pour les comprimer de nouveau dès que la circulation est rétablie dans ces membres. Un simple mouchoir suffit pour cette compression, et l'on préférera un tissu de coton aux tissus de fil ou de soie, matières trop glissantes. Quant au procédé, j'ai employé exactement celui qui est en usage pour la phlébotomie.

J'ai plusieurs fois essayé la compression des membres pelviens, mais elle m'a rarement paru amener quelque résultat; j'y ai complétement renoncé.

L'immersion d'une partie du corps dans l'eau chaude, en dilatant le sang, augmente le calibre des vaisseaux, qui reçoivent ainsi, en vertu de la circulation, un excès dé liquide. C'est ce qui a lieu par les pédiluves chauds ; mais ce moyen thérapeutique n'atteint pas toujours le but qu'on se propose : en traversant la région ainsi chauffée, le sang acquiert un excès de calorique qu'il va répandre dans toute l'économie ; ce liquide est partout dilaté, et vous avez alors un effet contraire à celui que vous attendiez. Telle on voit dans les baignoires à circulation l'eau entière chauffée au moyen du courant entretenu par la chaleur d'un tube qui traverse un fourneau embrasé. Tout en ignorant ce mécanisme, le vulgaire ne se méprend pas sur le résultat d'un pédiluve trop prolongé, que, dans sa grossière explication, il accuse de faire remonter le sang que d'abord il avait fait descendre.

Je n'abandonnerai pas la question du déplacement du sang comme moyen auxiliaire de la saignée, sans dire un mot de la compression des artères. S'il était possible d'arrêter et de modérer la circulation isolément et à volonté dans chaque partie du corps, les résultats matériels de l'inflammation pourraient toujours être évités, et la calorification, dont l'excès devait donner lieu à ces mêmes résultats, serait suspendue par la suppression du fluide artériel, aussi longtemps qu'il le faudrait pour rendre aux nerfs ganglionnaires leur état normal. Mais cet isolement, cette espèce de vie à part serait incompatible avec l'harmonie qu'exige dans toutes ses parties une organisation compliquée. Toutefois il est des régions dont l'artère principale est accessible à la compression, et il doit être alors avantageux de modérer l'afflux du sang vers l'organe enflammé. C'est ainsi que la compression de la carotide interne sur la colonne vertébrale a eu la plus heureuse influence contre la méningite, et l'on ne saurait trop recommander l'emploi d'un moyen aussi rationnel, sur l'invention duquel le savant Dezeimeris est venu, secouant la poussière des vieux livres, mettre d'accord tous nos génies modernes.

La compression exercée directement sur la partie enflammée, lorsque celle-ci est située à la périphérie du corps, peut, au même titre, avoir des résultats heureux ; mais elle ne saurait être salutaire qu'autant que la maladie, annoncée seulement par un surcroît de chaleur, est loin encore de son entier développement, que le sang n'a point encore obéi complétement à l'action dilatante du calorique, qu'enfin la douleur n'est pas encore montée à un haut degré de violence. La partie souffrante ne contient pas alors une très-grande quantité de liquide, et la compression, en paralysant d'un côté le système nerveux ganglionnaire, en évitant d'un autre côté, à l'organe malade, l'abord d'un sang surabondant, réprime à la fois et le phénomène vital qui est le mobile de la phlogose, et le phénomène matériel qui en est le résultat. Ce moyen peut être aussi d'un heureux effet lorsque l'inflammation, après avoir acquis une grande intensité, et parcouru toutes ses périodes, laisse encore dans la partie qui en a été le siége, et comme derniers vestiges de son existence, des vaisseaux distendus et sans ressort, malgré le retour de la calorification à son type normal. Que si, au contraire, l'inflammation est dans toute l'acuité de ses symptômes, que si le gonflement phlogistique est déjà parvenu à un haut degré, que si surtout l'affection déjà s'est étendue en profondeur, les vaisseaux superficiels peuvent bien être atteints par un appareil compressif, mais les vaisseaux profonds échappent inévitablement à son action. Alors les nerfs sensitifs, déjà distendus en vertu du gonflement, sont impressionnés d'une manière fâcheuse par la compression, ils sont comme étranglés, et l'excès de douleur qui en résulte est une cause nouvelle de l'exaltation de la calorification. Employé d'une manière inopportune, ce moyen peut entraîner la désorganisation.

Le froid, en condensant les liquides, donne des résultats semblables à ceux de la compression, mais l'application qu'on en peut faire exige encore plus de prudence que ce moyen mécanique. Si la phlogose débute, si la chaleur ne s'est point encore accompagnée d'un engorgement sanguin considérable, la soustraction incessante du calorique neutralise l'excès de cet agent émis par les tissus organiques, et arrête ainsi les changements matériels dont l'économie était menacée. Outre cet avantage, le froid, comme la compression, paralyse ou au moins diminue l'action du système ganglionnaire, et cet appareil nerveux descend à l'exercice normal de ses fonctions, avant que tous les caractères de l'inflammation aient eu le temps de se développer. Mais pour le succès d'une telle pratique, il faut, comme pour le succès de la compression, que le mal ait établi son siége sur un organe extérieur. C'est ainsi qu'on parvient à réprimer le panaris, le flegmon, etc., etc., si on les attaque au début; et c'est surtout lorsque les tissus ont été brûlés ou soumis aux violences extérieures que les résultats heureux témoignent hautement de la puissance du froid.

Mais si déjà ont surgi tous les phénomènes matériels

de l'inflammation, les vaisseaux distendus par la dilatation successive des colonnes de sang, auxquelles a livré passage la partie qui en est le siége, admettent une quantité de ce liquide beaucoup trop considérable pour l'exiguïté des capillaires, des parties voisines, et la circulation est, sinon suspendue, au moins sensiblement retardée. Vainement alors espérerait-on réprimer par le froid ce mouvement fluxionnaire; les vaisseaux de la surface pourront se contracter sur les liquides condensés, mais les vaisseaux situés profondément resteront inaccessibles à la température extérieure, en raison du calorique qui leur est fourni d'une manière incessante par les nerfs calorisateurs irrités, et si l'on suspend un moment l'application du froid, vous voyez tout à coup le sang se dilater outre mesure, et tous les phénomènes inflammatoires prendre un nouvel essor. Mais là ne se bornent pas les dangers du froid : nous avons vu que les membranes exhalantes, constamment en rapport les unes avec des corps étrangers, les autres avec elles-mêmes, ne sont garanties que par le produit de leur propre exhalation de la douleur qui pourrait accompagner leur action mécanique, et de l'inflammation qui en serait la conséquence inévitable. Nous savons, d'un autre côté, qu'à l'action de tous les viscères est liée, soit une membrane muqueuse, soit une membrane séreuse, et que pour la plupart même les deux à la fois sont nécessaires; ne suit-il pas de là que, dans toute inflammation viscérale, les exhalations doivent être entretenues avec le plus grand soin, et que le froid, qui ne peut que les suspendre, doit être rigoureusement évité ? Si les exhalations résistaient à l'action du froid, la pneumonie, la pleurite, la bronchite, la cardite, la péricardite, etc., etc., en réclameraient impérieusement l'application, et la condensation du sang suppléerait peut-être la saignée, tandis que ce moyen aurait des suites funestes en entretenant sur les membranes exhalantes une sécheresse, cause puissante de phlogose. Ces principes, d'ailleurs, ne sont que le complément de ceux que j'ai développés en établissant l'étiologie de l'inflammation, étiologie dont on aperçoit ici les rapports avec la thérapeutique.

L'expérience, néanmoins, paraît avoir consacré l'emploi du froid dans les phlegmasies du cerveau ; mais la membrane séreuse qui enveloppe cet organe n'étant soumise qu'à des mouvements très-bornés, n'a pas l'importance de celles qui facilitent le jeu des viscères thoraciques et abdominaux, et la suppression de son exhalation ne peut être environnée des mêmes dangers. D'un autre côté, la substance compacte qui constitue les os du crâne favorise, comme bon conducteur du calorique, les effets thérapeutiques du froid, dont l'action peut s'étendre ainsi jusque dans l'épaisseur de la substance nerveuse, et condenser les liquides qui l'arrosent. Cet agent est encore utile introduit avec les boissons dans les viscères digestifs, dont la membrane muqueuse est phlogosée ; mais remarquez bien que le liquide, à peine ingéré, s'est déjà mis en rapport de température avec les tissus qu'il touche, et que d'ailleurs il pourrait, par sa présence, remplacer en partie l'exhalation qu'il aurait supprimée. A part ces cas, toute inflammation aiguë exclut l'usage du froid. Mais il est certaines affections chroniques dans lesquelles on en peut tirer encore un parti avantageux ; c'est ainsi que les pulsations du cœur hypertrophié deviennent moins violentes sous l'empire du froid, qui, en diminuant l'action nerveuse, condense encore le liquide sur lequel se contracte l'organe. Enfin j'ai vu des personnes atteintes de gastrite ne digérer qu'à la faveur de la glace appliquée sur l'épigastre.

Quelques aliénations mentales exaltent la calorification générale au point de permettre aux malades qui en sont frappés de résister au froid le plus rigoureux, et une température fort basse est alors nécessaire pour dépenser ce surcroît de calorique ; mais dans toute autre circonstance, une atmosphère de 16 à 18 degrés (thermomètre centigrade) est celle qui convient le mieux. Plus chaude, elle dilaterait le sang, et produirait ainsi la céphalalgie, l'oppression, et une augmentation de fréquence dans les pulsations du cœur ; plus froide, elle ne favoriserait pas assez les exhalations, et descendue à un degré très-bas, elle condenserait le sang à la surface du corps, fermerait les vaisseaux dans lesquels circule ce liquide, et frapperait de congestions foudroyantes les viscères placés au centre de l'économie. L'asphyxie par le froid n'a pas d'autre mécanisme.

Ici se présente naturellement à examiner le mode d'action du bain suivant la température à laquelle il est administré. Employé froid, le bain n'est jamais utile dans les phlegmasies violentes, à moins qu'il n'ait pour objet de conjurer quelques accidents nerveux ; et encore, quels que soient les symptômes, si les viscères thoraciques sont compromis, la contre-indication est absolue. Dans quelques phlegmasies chroniques de l'utérus, de l'estomac, de l'encéphale, le bain froid peut être utile, mais il faut qu'il soit peu prolongé, pour que les congestions internes n'aient pas le temps de se former, Le bain froid alors calme les douleurs, et, par son action physique astringente, rend aux vaisseaux distendus le ressort qu'ils ont perdu.

Bien que susceptible d'une application beaucoup plus étendue, le bain chaud n'en exige pas moins dans son emploi une grande prudence, et celui-là est exposé à des fautes pratiques graves, qui n'a pas une connaissance exacte du mécanisme de son action. Que la phlogose ait envahi le cerveau, le bain chaud, en dilatant le sang, augmentera la compression douloureuse que subit déjà cet organe; pourtant cet effet sera peu prononcé si le malade a été fortement saigné, et si l'on a soin de lui couvrir le crâne de glace, ou de pratiquer des affusions froides sur la tête. Le bain chaud alors, en rappelant la transpiration cutanée, peut diminuer la chaleur générale et tous les phénomènes pyrétiques qui en dépendent. Bien qu'il soit indispensable, dans les phlegmasies thoraciques, d'entretenir les exhalations ou de les rappeler quand elles sont supprimées, le bain chaud, si propre à remplir cette indication, doit être néanmoins interdit le plus souvent, non, comme on le dit communément, à cause du refroidissement qui en suit l'administration, car ce danger peut être évité, mais bien à cause de la dilatation du sang qui traverse les organes de la respiration et de la circulation, et de la gêne douloureuse qui en serait le résultat. Toutefois cette dilatation n'est plus autant à craindre après d'abondantes saignées, et, mis en usage dans de telles conditions, le bain chaud peut faire cesser la sécheresse de la toux et opérer une rémission que rien encore n'aurait pu amener. Une demoiselle âgée de vingt-un ans, frappée de pneumonie dans le cours d'un voyage, arrive à Paris le

15 septembre. Alors la respiration est fort gênée, la toux sèche et fréquente; la poitrine, percutée, rend un son mat dans toute la région postérieure gauche, et l'auscultation fait reconnaître que la partie du poumon correspondante est inaccessible à l'air. La région latérale gauche fait entendre un râle crépitant, et dans tout le côté droit, la respiration est naturelle, bien que peu développée. A ces symptômes se joignent une peau sèche et brûlante, une soif inextinguible, un pouls fort et fréquent (132 pulsations par minute), une céphalalgie sus-orbitaire fort intense. Du reste il n'y a de douleur ni à la poitrine ni à l'abdomen. Une saignée de vingt onces calme la céphalalgie, mais n'apporte aucun amendement aux symptômes thoraciques. Le lendemain une nouvelle saignée diminue la gêne de la respiration, et fait tomber le pouls à cent vingt pulsations; cependant la sécheresse et la chaleur de la peau sont toujours les mêmes; le râle crépitant a cessé du côté gauche, mais la partie postérieure, dont le son est resté mat, continue à être imperméable. Une application de vingt sangsues est faite sur cette dernière région, et n'est suivie d'aucun avantage notable. Pendant quelques jours, nous nous bornons aux boissons adoucissantes, aux cataplasmes émollients, aux lavements de même nature, et nous parvenons ainsi au 25 septembre. A cette époque, le pouls bat cent quatre fois par minute; la peau est toujours aride et brûlante, la toux sèche et laborieuse, et le point malade donne à l'exploration les mêmes résultats que précédemment. Alors un vésicatoire, appliqué à gauche entre l'omoplate et le rachis, amène dans la fièvre une assez forte exaspération, promptement suivie d'une sueur abondante, pen-

dant laquelle la malade, satisfaite de son état, se livre à l'espoir d'une guérison prochaine. Mais cette sueur n'a qu'une durée de quelques heures, et avec elle disparaît l'amélioration qui en était le produit. Le lendemain, l'anxiété, la gêne de la respiration, la sécheresse de la toux, l'aridité de la peau, tous les symptômes enfin ont repris leur première violence; nous voilà à peu près au vingtième jour de la maladie, treizième du traitement, et notre sujet, d'une faiblesse extrême, éloigne de nous l'idée de nouvelles saignées. Les narcotiques, employés deux nuits de suite, avaient paru amener de l'agitation et non du calme; un nouveau vésicatoire produira sans doute, comme le premier, une grande exaspération dans les symptômes pyrétiques, et la rémission, si elle survient, n'aura sûrement pas une plus longue durée que la précédente. Pour ramener l'humidité de la peau, et par suite celle de la muqueuse bronchique, les boissons émollientes chaudes n'ont cessé d'être employées, mais vainement jusqu'ici. Prescrirons-nous des médicaments diaphorétiques dont la propriété soit indépendante de la chaleur de leur véhicule? Mais tous les médicaments de cet ordre sont stimulants, et il est à craindre qu'ils n'augmentent les symptômes inflammatoires sans déterminer la transpiration. Le bain chaud serait susceptible de rétablir cette moiteur salutaire de la peau; mais le bain chaud aura pour résultat inévitable la dilatation du sang qui traverse la poitrine, et peut-être portera-t-il à son comble la gêne déjà si fatigante de la respiration. Cependant les saignées ont été copieuses, la diète longtemps continuée; et chez cette malade épuisée, il est impossible que la dilatation du sang ait les inconvénients qui, au début, eussent été inévitables. Le bain

est donc administré : le poids de l'eau détermine d'abord
un peu de difficulté dans l'ampliation de la poitrine ;
mais après quelques minutes, la malade s'y trouve bien,
et elle y reste près de deux heures. Il en résulte une
moiteur de la peau qui se soutient toute la journée,
une diminution notable de la toux, qui est moins sèche
et moins pénible, et une amélioration du pouls, dont la
fréquence est moindre de quelques pulsations. La nuit
met un terme à cette rémission qui se reproduit le
lendemain par l'usage d'un nouveau bain. Alors le calme
persiste, et nous en profitons pour appliquer à la partie
postérieure du thorax un second vésicatoire qui achève
la guérison.

Le bain chaud est d'une application bien plus étendue dans les phlegmasies des organes abdominaux ; ici
la dilatation du sang par le calorique n'est plus à redouter ; néanmoins, si la fièvre est violente et que le
sujet n'ait pas encore été saigné, il faut craindre l'extension du mal à la poitrine, et surtout à la tête ; mais
si déjà l'on a tiré du sang, si la tête ni la poitrine ne
sont menacées, le bain peut avoir les effets les plus
heureux. En réveillant la transpiration cutanée, il rap-
pelle les exhalations internes, et cela aux dépens du
travail phlogistique, dont les surfaces perspiratoires
peuvent être le théâtre. Tel est le véritable mode d'action du bain chaud ; c'est toujours sur les surfaces
exhalantes qu'il a une influence salutaire, et cette influence, on pouvait déjà la pressentir après l'étiologie
bien établie de la pneumonie, de la pleurite, de la péritonite, etc., etc. Quant à l'effet débilitant que généralement on attribue au bain chaud, pour qu'il soit
réel, il faut que la transpiration cutanée devienne

excessive ; et dans la plupart des cas, cette faiblesse n'est qu'apparente ; c'est un affaissement, c'est une simple disposition au sommeil, liée à la légère compression qu'éprouve le cerveau par le sang dilaté.

A plus juste titre cette action débilitante est imputée au bain de vapeur ; mais ici la transpiration est des plus abondantes, et l'économie ne saurait supporter en vain une perte aussi copieuse. Il ne convient que lorsqu'il s'agit de ramener à l'état normal les fonctions perverties de la peau, comme dans les dermatoses, ou bien encore lorsqu'il faut reproduire sur cette membrane extérieure les fonctions perspiratoires qui l'ont complétement abandonnée, comme dans l'anasarque essentielle et diverses hydropisies partielles ; ou bien enfin lorsqu'il devient utile de rendre à quelques portions du tissu cellulaire, la souplesse et l'humidité qu'elles ont perdues sous le joug de l'inflammation, et qui, néanmoins, leur sont nécessaires pour l'exercice libre et facile de la locomotion, comme dans le rhumatisme chronique. Mais pour peu que la calorification générale soit exaltée, quelque léger que soit l'état fébrile, le bain de vapeur est dangereux et doit être proscrit. Est-il nécessaire de dire que toutes les circonstances qui contre-indiquent le bain chaud ordinaire excluent, à bien plus forte raison, le bain de vapeur ? A ce sujet, je ferai observer combien il importe, dans la pratique médicale, d'avoir une idée précise du mode d'action de ces moyens thérapeutiques, et à la fois de diagnostiquer exactement l'affection à laquelle on veut les opposer. Un malade, âgé de soixante-trois ans, m'appelle précipitamment pendant un des accès qui lui sont habituels, accès caractérisés par une oppression très-forte, accompagnée de douleur et d'engourdissement dans le dos et dans tout le bras gauche. La petitesse du pouls et la lividité du visage, qui se joignaient à ces symptômes, exprimaient assez, malgré l'absence de tout signe stéthoscopique, un obstacle à la circulation du sang. Pourtant, confié aux soins d'une des notabilités médicales de Paris, ce malade avait été jugé atteint d'un rhumatisme nerveux, auquel on avait opposé les bains de vapeur, et, sous l'empire de cette médication, l'affection avait fait de sensibles progrès. Pour moi, diagnostiquant une dilatation de la crosse de l'aorte, avec compression de la branche antérieure du premier nerf dorsal, du côté gauche, je pratiquai immédiatement une saignée du bras qui donna un sang très-couenneux, et soulagea promptement le malade. Le traitement fut suivi dans cette nouvelle direction pendant trois années que vécut encore ce sujet, et la nécropsie, pratiquée sous les yeux du docteur Gasc, qui avait été appelé en consultation dans les derniers moments, nous découvrit une tumeur anévrismale de la crosse de l'aorte, tumeur bien détachée, capable de loger dans sa capacité le volume d'une grosse noisette, et dont le fond, posé sur les deux premières paires dorsales, était entièrement ossifié. Nous trouvâmes en outre, à la partie inférieure du ventricule gauche, près de la pointe du cœur, une dilatation partielle, formant une tumeur du volume d'une petite noix, et dont la paroi était réduite à l'épaisseur d'une feuille assez mince de papier. C'est un fait de plus à joindre à ceux que, depuis quelques années, la science à déjà recueillis, et qui rappellent une mort que pleure encore la scène tragique.

Quel que soit l'organe malade, lorsqu'il est nécessaire de ramener les exhalations supprimées par le travail inflammatoire, et qu'il existe quelque contre-indication à l'emploi du bain, les cataplasmes chauds, les fomentations émollientes, peuvent être conseillés avec avantage, car leur effet est semblable à celui du bain, sans être aussi prononcé ni aussi étendu.

Une fois rétablies, les exhalations sont facilement entretenues dans les affections aiguës, à la faveur des boissons chaudes et surtout de la température qui environne le malade. Mais il n'en est pas de même dans les affections chroniques, lorsque les sujets, n'étant point assez malades pour garder un repos absolu, s'exposent sans cesse aux variations atmosphériques. Les vêtements de laine, immédiatement appliqués sur la peau, rendent alors d'éminents services, comme mauvais conducteurs du calorique, en évitant au corps les refroidissements subits, et en s'opposant ainsi à la suppression de la transpiration et des exhalations internes.

Les boissons chaudes contribuent à rappeler et à entretenir les exhalations; souvent même, en déterminant une abondante transpiration, elles arrêtent des phlegmasies au moment de leur développement. Mais lorsque la fièvre est très-violente, que la chaleur est ardente, il faut craindre d'introduire de nouvelles quantités de calorique dans des viscères qui en produisent déjà considérablement, et la température des boissons doit être modérée. D'ailleurs, en raison de l'excessive chaleur émise par les tissus organiques, les boissons froides sont promptement portées à une température élevée, et il est des malades pour qui la glace n'est point assez froide, et dont le goût, peu à peu, se déclare pour les boissons chaudes, à mesure que la fièvre diminue et qu'ils approchent de la convalescence. J'en ai sous les yeux, aujourd'hui, un exemple remarquable, chez une jeune personne atteinte de gastro-pneumonie.

Bien que le système nerveux ganglionnaire soit le mobile des phénomènes essentiels de l'inflammation, le système nerveux cérébro-spinal ne reste pourtant pas toujours inactif, et, partageant plus ou moins l'affection du premier, il produit des symptômes qui appellent dans le traitement quelques modifications. C'est ainsi que la douleur excessive exige l'emploi des narcotiques; ces médicaments sont aussi administrés avec avantage dans la bronchite et la pneumonie, en faisant taire le besoin incessant de tousser qui réside, comme tous les besoins, dans les nerfs de la sensibilité. Pourtant, si les exhalations n'étaient pas rétablies, ce serait une faute que de mettre en usage les narcotiques qui, en s'opposant à leur retour, fourniraient de nouvelles forces à l'inflammation et à la fièvre.

Les organes abdominaux, qui, enflammés, donnent si souvent lieu à des accidents nerveux, admettent aussi les narcotiques, lorsque les surfaces exhalantes ont repris leurs fonctions. Paralysant, à l'aide de ces médicaments, la membrane musculaire du tube digestif, vous en calmez les contractions, qui se traduisaient au dehors par le vomissement, et modérant, d'un autre côté, les sécrétions trop abondantes, vous faites cesser des dévoiements qui épuisent les malades, et prévenez ainsi la chute des forces. Que si, au contraire, l'inflammation est encore assez violente pour maintenir la suppression des exhalations, les médicaments opiacés ne peuvent qu'ajouter à ces dispositions, aggraver la phlegmasie, et entretenir les accidents nerveux qu'on a pour objet de combattre.

Lorsque les narcotiques sont interdits, la glace ingérée dans l'estomac, calme la surexcitation nerveuse, et apaise le vomissement; les eaux gazeuses, par la dilatation de l'acide carbonique, exercent aussi une action salutaire, en distendant les parois de l'estomac, et évitant ainsi la contraction de la fibre musculaire. Enfin, il est rare que le vomissement résiste à l'application, sur l'épigastre, des sinapismes, des vésicatoires, des ventouses scarifiées, des moxas, en un mot, des stimulants énergiques de la peau. Je me borne en ce moment à indiquer ces derniers moyens, dont j'étudierai plus tard le mode d'action.

Quand une phlegmasie de longue durée n'a pas été complétement surmontée par le traitement dit antiphlogistique, les vaisseaux longtemps distendus ayant perdu leur ressort, ne reviennent pas sur eux-mêmes, et le sang continuant à y aborder en excès, entretient l'exaltation de la calorification, modifie la nutrition, et amène ainsi des changements matériels qui constituent l'inflammation chronique. Le traitement, alors, n'est pas toujours facile à diriger : si, comme dans l'état d'acuité, on se borne à attaquer la calorification, on n'aura pas, pour cela, diminué le calibre des vaisseaux capillaires, et l'on restera sans puissance sur l'affection. Que si, au contraire, vous vous adressez à des agents susceptibles de rendre aux vaisseaux leur contractilité perdue, comme ces agents sont tous de l'ordre des stimulants, vous serez exposé à voir surgir un nouvel excès de chaleur, à voir renaître l'inflammation aiguë, qui laissera à sa suite plus de laxité dans la partie malade, et l'affection alors n'aura plus de limites dans sa durée. Il faut donc qu'une réserve extrême préside à l'emploi de ces moyens ; et le praticien en surveillera l'action, toujours prêt à s'arrêter au premier signe d'alarme que donnera la chaleur organique. A l'extérieur, l'application du froid et des astringents, tels que les sulfates de zinc, d'alumine, l'acétate de plomb, etc., est d'un puissant secours. Mais à l'intérieur, les boissons, quelque froides qu'elles soient, ont déjà acquis une température élevée avant d'atteindre les parties malades ; et les substances minérales que je viens de désigner, marqueraient leur passage dans nos viscères par les désordres les plus graves. On est donc forcé de se borner alors à l'emploi de quelques agents toniques dont l'innocuité sur le tube digestif soit suffisamment démontrée par l'expérience ; et c'est l'organe malade qui doit en déterminer le choix. Ainsi il est des substances qui, introduites dans l'économie, bornent leur action au viscère sur lequel elles sont déposées ; tandis qu'il en est d'autres qui, portées par l'absorption dans les voies circulatoires, vont faire sentir leur puissance, les unes au poumon, les autres au cœur, celles-ci à l'appareil urinaire, celles-là au système glandulaire, etc., etc. A ce titre sont employées avec avantage dans les phlegmasies chroniques de la poitrine, les eaux sulfureuses des Eaux-Bonnes ou d'Enghien ; la décoction de lichen d'Islande, la macération de goudron, le baume de Tolu, etc. Les balsamiques obtiennent des succès dans l'inflammation chronique des organes génito-urinaires ; et les toniques amers, parmi lesquels le quinquina occupe le premier rang, sont ceux que paraissent réclamer les organes digestifs, lorsque, après avoir subi toutes les phases d'une

phlegmasie aiguë, leurs vaisseaux frappés d'atonie permettent à l'inflammation chronique de s'y établir. Mais, on ne saurait trop le répéter, dans tous ces cas il faut se garantir de l'abus : avant la médecine physiologique, l'adynamie dans les affections aiguës inspirait aux médecins une véritable terreur, et trop souvent ils se hâtaient d'administrer les stimulants les plus énergiques pour prévenir une débilité à la production de laquelle leur pratique n'était certes pas étrangère. Passant d'un excès à l'autre, l'école physiologique porta trop loin la réforme, et l'on vit des sujets placés à l'abri de toute stimulation, pour lesquels le sucre ingéré par les boissons les plus innocentes, était encore jugé trop excitant, mourir exsangues, le corps criblé de morsures de sangsues. Et l'anathème eût alors poursuivi celui qui, au lit d'un mourant, eût approché des lèvres déjà livides de ce malheureux, le plus léger tonique, pour le retenir à la vie ! Pourtant il fallut bien reconnaître qu'une telle sévérité passait les bornes de la raison, et le chef de cette école consentit plus tard à introduire dans sa pratique un peu de *Brownisme*. « Nous ne pré-
« tendons pas nier, dit Broussais, que les toniques
« ne puissent être fort utiles à la suite des pertes de sang
« excessives, soit spontanées, soit provoquées. Nous les
« avons quelquefois employés dans ces cas avec un suc-
« cès non douteux. En effet, que la phlegmasie soit
« totalement emportée, ou qu'il en reste dans quelque
« point du canal, l'important est que le sang ne manque
« pas au cerveau ; car la mort en serait la suite néces-
« saire. » (*Examen des Doctrines médicales*, 4e vol.,
p. 466 ; troisième édition.) Sortie de la plume de l'illustre professeur, cette déclaration est d'un très-

grand poids; et nous devons en prendre acte. Quant à l'explication du fait, on conçoit aisément pourquoi, dans sa [prévention, il a éloigné toute idée de stimulation directe de l'organe malade; et son embarras se dévoile lorsqu'il s'agit de renfermer dans le cercle de sa doctrine cette variété infinie d'observations cliniques qui demandent de plus larges limites. Les toniques ne sauraient, par eux-mêmes, augmenter la masse du sang, et secourir le cerveau par un tel mécanisme. Déposés sur le tissu enflammé, c'est d'abord sur ce tissu même qu'ils exercent leur action. Employés dans les conditions que j'ai déjà mentionnées, ils sont favorables; mis en usage dans des conditions contraires, ils deviennent nuisibles. Toutefois, en signalant les bons effets des toniques, je me garderai bien de préconiser l'emploi de ces nombreux excitants, cortége obligé de l'ancienne médecine; et le chef de l'école physiologique, malgré quelques écarts, conservera toujours la gloire d'avoir détruit un arsenal qui, trop souvent jusqu'à lui, n'avait fourni aux médecins que des instruments de mort.

Les médicaments dits *stimulants* ont avec les toniques des points non douteux d'analogie, mais ne leur sont pourtant pas identiques. Les uns et les autres exaltent la calorification, et, avec cette fonction, tous les phénomènes de la vie; mais les toniques joignent à cette faculté une action physique à la faveur de laquelle ils augmentent la consistance des tissus organiques, et en crispent les vaisseaux. Les stimulants ont plutôt pour effet d'accroître la chaleur et d'engendrer l'inflammation; à ce titre ils doivent être l'objet d'une prudente réserve; employés à l'intérieur surtout, ils soustraient leur action à nos regards, et trop souvent ne révèlent leurs ravages que lorsque ceux-ci sont irréparablés. A l'extérieur, les stimulants comportent plus de hardiesse : leur action, constamment soùmise à notre surveillance, est aisément limitée au siége du mal, comme portée au degré qu'indique l'expérience. Ainsi disparaît l'ophthalmie sous l'empire des préparations mercurielles ; ainsi se réduit et s'efface par l'application d'un vésicatoire, le bubon qui a résisté aux sangsues, aux bains, aux topiques émollients et narcotiques. Quelle loi préside à de tels effets thérapeutiques ? Ces agents, dont la propriété est de produire l'inflammation, par quel mécanisme détruisent-ils l'inflammation elle-même ? Problème immense qui déconcerte les recherches et désespère la raison ! Sans pénétrer le mystère, l'empirisme à la vérité peut enregistrer le fait d'observation, et en tirer parti dans la pratique ; mais la pratique est toujours incertaine et périlleuse, quand on ignore la cause des effets thérapeutiques qu'on désire obtenir, quand on ne peut en saisir le mode de développement, quand on ne peut enfin enchaîner l'application au dogme, l'art à la science. Néanmoins les avantages qu'on retire parfois des stimulants dirigés contre la phlogose, l'imagination a cherché à les expliquer, et c'est à l'action diverse des modificateurs qui impressionnent l'organisme, que la théorie a emprunté son point d'appui. On sait que l'inflammation diffère par sa marche, sa durée et sa forme, suivant la cause dont elle est le produit ; or, quand on voit un stimulant appliqué sur le lieu malade détruire l'inflammation par l'inflammation qu'il suscite lui-même, on attribue ce phénomène à l'impression produite par le nouveau modificateur, impression qui, plus puissante, remplace celle à laquelle d'abord était subordonné l'acte morbide. Vous substituez à une première inflammation une inflammation nouvelle, qui, en raison de sa cause, dont vous connaissez d'avance les effets, sera limitée dans son étendue à la fois et dans sa durée. Assez vraisemblable, vraie peut-être si on la maintient dans des bornes étroites, cette théorie manque de justesse dès qu'on veut la rendre absolue. Le vésicatoire qui arrête dans son développement un érysipèle annoncé par l'exagération de tous les caractères de l'existence, et les pommades stimulantes qui cicatrisent une plaie blafarde, que la vie paraissait abandonner, ne sauraient agir par un mécanisme identique.

Appliqués sur un point éloigné de l'organe malade, les stimulants trouvent un emploi bien autrement étendu ; et sur leur action s'est élevée une doctrine thérapeutique adoptée par l'universalité des praticiens, et devenue fondamentale dans la science : la doctrine de la révulsion. D'après cette doctrine, une inflammation développée, ou même une simple exhalation augmentée sur un point de l'organisme, détourne, en se l'appropriant, une inflammation survenue dans un autre point plus ou moins éloigné ; et de même que par ces appareils dus au génie de Franklin, nous éloignons de nos têtes la foudre meurtrière, le praticien ici a pour objet de conjurer sur une partie de son choix, le mal qui a frappé d'autres parties plus nobles, plus essentielles à la vie. La vitalité est ainsi considérée comme une espèce de balance qui, ne pouvant agir à la fois dans tous les organes avec la même force de pondération, gravite dans un point en même temps qu'elle en fuit un autre..... Si jamais les restrictions dans les déductions démontrèrent le vice d'un principe ; si jamais le danger des applications déposa contre une théorie, assurément celle de la révulsion est plus que toute autre marquée au sceau de l'erreur. Mais elle est ingénieuse, elle a quelque chose de séduisant, et pour ne la point sacrifier, on a plié les faits aux interprétations les plus forcées et les plus étranges. Ainsi, chaque jour, on voit un topique stimulant aviver, au lieu de la calmer, une phlegmasie développée dans un organe éloigné du siége de son action immédiate, et il semble qu'une telle observation suffise seule pour détruire une doctrine appuyée sur des faits absolument contraires. Mais non, pour être révulsive, dit-on, une inflammation doit être portée à un degré plus élevé que celle à laquelle on l'oppose, sans quoi elle est elle-même effacée par celle-ci, et tourne à son profit. Si alors vous démontrez par une multitude de faits, qu'une inflammation cutanée plus violente que la phlogose viscérale peut aggraver le mal, et amener des résultats plus ou moins funestes, vous pensez peut-être qu'on sera embarrassé ? Nullement : la trop grande intensité de l'inflammation extérieure lui permet de réagir sur les viscères, et lui fait perdre ainsi son pouvoir révulsif. Mais ce n'est pas tout : un phénomène contenu dans les bornes physiologiques, la transpiration par exemple, dompte parfois une phlegmasie assez vive. Eh bien ! rien de plus simple : l'étendue de l'excitation en supplée la violence. Si pourtant on ne peut méconnaître que des phlegmasies internes sont dominées par des inflammations cutanées moins vives à la fois et moins étendues, il semble que la théorie va être prise en défaut. Point du tout : ce seront des exceptions, et par un tour admirable de logique, ces exceptions confirmeront la règle ! Enfin, comme on regretterait, après avoir raisonné si juste, de ne pas argumenter jusqu'au bout de la même manière, on invoquera à l'appui de la révulsion, l'aphorisme d'Hippocrate : *Duobus doloribus simul abortis non in eodem loco, vehementior obscurat alterum.* Ainsi on traduira le mot *doloribus* par *inflammation;* et aux yeux des médecins, le mot *obscurat* signifiera *détourne.* Mais quoi! le vieillard de Cos a-t-il donc, semblable aux sibylles, enveloppé ses oracles d'obscures énigmes? Et ne se lassera-t-on jamais de torturer ses écrits, pour lui imputer des doctrines qui ne furent point les siennes? Certes, on a abusé de cet aphorisme, et à moins d'être subtil, on doit convenir que sa véritable signification est seulement que de deux *douleurs,* la plus forte *obscurcit* la plus faible, la fait en quelque sorte oublier; et rien n'est plus vrai que cette proposition. Voyez ce malade atteint d'un obstacle à la circulation du sang, et en proie à l'oppression la plus pénible : un vésicatoire vient de lui être appliqué sur le thorax, et malgré l'action complète de ce topique, il en sent à peine la douleur; mais comment s'arrêterait-il à un mal si léger, livré qu'il est aux angoisses d'une asphyxie imminente? *vehementior obscurat alterum* (1).

(1) Dans le texte grec : Δύο πόνων ἅμα γενομένων μὴ κατὰ τὸν αὐτὸν τόπον, ὁ σφοδρότερος ἀμαυροῖ τὸν ἕτερον; le mot πόνων est représenté chez les Latins, soit par le substantif *labor*, soit par le substantif *dolor;* mais jamais ce mot n'a été l'équivalent de *inflammatio.* Si Hippocrate avait voulu exprimer l'*inflammation*, il aurait certainement employé le mot φλόγωσις. Quant au mot ἀμαυροῖ, exactement traduit par *obscurat*, il laisse encore moins d'incertitude; le substantif ἀμαύρωσις, *obscurcissement*, l'adjectif ἀμαυρὸς, *obscur*, l'adverbe ἀμαυρῶς, *obscurément*, indiquent assez que le

Ce phénomène est simplement une opération de l'intelligence ; c'est l'attention qui se porte tout entière sur la douleur la plus violente ; mais la lésion matérielle, qui en causait une moindre, n'en persiste pas moins. Est-ce un sentiment de gratitude et de générosité, qui porte la plupart des médecins à trouver leurs propres pensées dans les écrits d'Hippocrate? ou plutôt, sans égard pour la gloire du divin vieillard, prétendent-ils nous séduire à la faveur de son nom, par le prestige d'une autorité infaillible? La foi serait-elle donc la vertu du savant? Et la science médicale, immuable dans ses principes, aurait-elle aussi ses fidèles et ses hérétiques, ses élus et ses réprouvés? Certes, pénétré de vénération, je m'incline devant le père de la médecine ; mais si l'aphorisme dont il est question avait réellement la signification étendue qu'on lui prête, je le combattrais de tous mes efforts ; persuadé que ce serait porter trop loin la reconnaissance due aux hommes célèbres, que de consacrer leurs erreurs en faveur des vérités importantes qu'ils ont eu la gloire de nous révéler.

Contradictoire dans ses principes, la doctrine de la révulsion a été pourtant saluée par une approbation générale, et je m'étonne que jusqu'à ce jour, elle soit restée debout sur ses bases fragiles. D'un côté, vous voulez une inflammation extérieure plus forte que la phlegmasie interne pour la détourner ; d'un autre côté,

---

verbe ἀμαυρόω n'a jamais signifié : *je détourne*. J. B. Lefebvre de Villebrune, un des traducteurs d'Hippocrate, a parfaitement compris le sens de cet aphorisme, qu'il a ainsi rendu : *Si duo labores una fuerint non in eodem loco, vchementior* ALTERIUS SENSUM *obscurat.* (Édition de 1779.)

vous craignez que celle-ci n'acquière de nouvelles forces sous l'influence de cette inflammation extérieure; et dans cette pénible perplexité, le médecin déplore l'incertitude de son art, et livre le malade aux hasards d'une médication aveugle! Non, les phénomènes de la nature ne sont point soumis à des lois si contradictoires : jamais on ne me persuadera qu'une inflammation de la peau, tantôt se communique aux organes sains ou malades, et tantôt s'empare de toute l'irritation d'un viscère phlogosé. La matière organisée a ses propriétés comme la matière inorganique, et les mêmes causes produiront toujours sur elle des effets immédiats de même nature. Si une phlogose de la peau réagit sur un viscère fort enflammé, elle doit encore réagir sur lui, lorsque son inflammation est moindre, et même lorsqu'il est resté dans les conditions physiologiques; mais les effets de cette réaction seront différents, suivant l'état dans lequel se trouvera l'organe. Dans les asphyxies et les syncopes, où les organes, premiers foyers de l'existence, loin d'être enflammés, sont au contraire frappés d'anémie, vous réveillez leur action par des stimulants déposés sur la peau, dans l'intestin ou sur la membrane olfactive; et dites-vous alors que c'est en détournant les forces des autres parties du corps pour les concentrer sur la peau, sur l'intestin et sur la membrane pituitaire, que ces agents thérapeutiques délivrent le cerveau de son engourdissement, sollicitent les mouvements du cœur, et rappellent la respiration? Vouloir qu'une irritation du derme, ou de toute autre membrane, ait la double propriété de se transmettre aux autres organes, et à la fois de détourner, d'attirer à elle, de révulser leurs inflammations, est une contradiction aussi choquante que de reconnaître à un corps la double propriété d'attirer et de repousser un autre corps, et l'on doit être surpris de voir une telle doctrine régner depuis si longtemps dans la science, sans qu'aucune voix se soit encore élevée contre elle. Mais, dit Fontenelle, quelque ridicule que soit une pensée, il ne faut trouver moyen que de la maintenir pendant quelque temps; la voilà qui devient ancienne, et elle est suffisamment prouvée. Ce que dit en parlant des oracles, le philosophe de Caen, est parfaitement applicable à ce sujet : article de foi plutôt que de science, le dogme de la révulsion s'évanouira dès qu'on voudra consulter et les faits et la logique.

Lorsqu'un point de suppuration a subsisté plusieurs années chez un sujet, la suppression n'en est pas toujours innocente : nouvelle fonction à laquelle s'est accoutumé l'organisme, ce travail suppuratoire est parfois remplacé par un travail analogue, qui fixe son séjour sur un organe plus ou moins important. Il en est de même du cancer, dont la reproduction condamne trop souvent l'opération qui paraissait en avoir affranchi l'économie; et plus d'une fois la phthisie pulmonaire a paru se lier à la guérison de la fistule à l'anus. Que si on était tenté d'en appeler à la révulsion pour l'explication de tous ces phénomènes, je demanderais quel mal a détourné un cancer développé à l'extérieur par une cause locale, et comment se fait-il que cette affection qui devait protéger l'économie entière, l'infecte au contraire, et l'impreigne dans tous les points, de ses funestes éléments? L'expérience démontre qu'une maladie de longue durée finit par modifier l'organisation au point de lui devenir nécessaire; et ce fait d'observation, nous le retrouvons encore dans la goutte, dont la disparition est promptement suivie d'accidents graves vers les principaux viscères. Ne faites pas à la révulsion l'honneur du rappel de l'inflammation sur les surfaces articulaires, au moyen du vésicatoire appliqué sur la région habituelle du mal ; car tous les agents qui peuvent modifier l'économie vous font obtenir les mêmes résultats. Ainsi, j'ai vu la goutte reparaître sur son ancien théâtre, après l'application d'un sinapisme sur le membre qui n'avait jamais été malade ; et si vous combattez par la saignée l'oppression qui parfois se manifeste après la rétrocession de la goutte, vous voyez encore reparaître celle-ci sur son siége habituel, dès que les accidents thoraciques ont disparu. Quel que soit le moyen mis en usage, s'il est suffisant pour dominer le mal qui vient de se développer, vous faites rentrer l'économie dans ses conditions ordinaires, et la goutte revient à son ancien séjour. Ne craignons pas de le déclarer, nous ne savons point encore quelle loi préside à ces phénomènes, et jusqu'à ce jour tous les efforts de l'imagination n'ont servi qu'à mesurer l'épaisseur du voile qui couvre tant de secrets. La science gagne plus aux aveux de l'ignorance qu'aux illusions captieuses du sophisme.

Parlerai-je de la grossesse que généralement on dote d'une action révulsive sur le travail de tuberculisation auquel est en proie le poumon? Je pourrais, en invoquant ici plusieurs faits tirés de ma propre pratique, prouver combien est illusoire cette faculté; je me contente de citer le professeur Andral, qui, sur neuf femmes devenues enceintes pendant le cours de la phthisie pulmonaire, n'aperçut chez cinq d'entre elles, aucune modification dans la marche de la maladie. Les quatre autres dont la phthisie n'était encore que peu avancée au début de la grossesse, parvinrent pendant sa durée au dernier terme de cette affection; deux d'entre elles succombèrent avant d'être accouchées, les deux autres peu de temps après.

Ce n'était point assez pour soutenir la doctrine de la révulsion, de soumettre les phénomènes pathologiques à des interprétations forcées et contradictoires; il fallait encore que les vivisections vinssent lui prêter leur séduisant appui; et cette fois encore l'erreur a su arracher au témoignage des sens, une consécration due à la seule vérité. C'est ainsi que Pierre-Antoine Fabre, et après lui le docteur Sarlandière, ayant, assurent-ils, déterminé la convergence des liquides et la formation d'une fluxion autour d'un point irrité du mésentère d'une grenouille, ont vu, à la faveur du microscope, les globules de la circonférence de cet engorgement se séparer pour se rendre à un autre point nouvellement stimulé. Certes, nous n'avions pas besoin de ces expériences, pour savoir à quel degré la prévention est clairvoyante : nous avons déjà reconnu que, privé de système capillaire, l'animal à sang froid manque des conditions anatomiques de l'inflammation, et qu'ainsi il n'est point susceptible de contracter cet acte morbide. Mais supposons l'expérience parfaitement exacte; pour en tirer quelque déduction, il faudrait admettre que chez un sujet frappé d'inflammation, les globules du liquide dont l'agglomération forme l'engorgement, se séparent pour aller rejoindre eux-mêmes directement un point nouvellement stimulé, quelque éloigné qu'il soit, de la tête aux pieds, par exemple, et c'est, je crois, ce qui n'entrera dans la pensée de personne. En rejetant la théorie de la révulsion, j'invoque, non la disposition et le mouvement des molécules inaccessibles à la vue, mais bien les faits constants, appréciables à tous les yeux; et la seule conclusion que je puisse tirer des vivisections que j'ai signalées, c'est qu'on voulait une expérience pour constater la réalité de la révulsion, et avant de la pratiquer, on avait déjà arrêté, et les phénomènes qu'on y devait voir, et les conséquences qu'on en devait inférer.

La question ici est assez importante, pour qu'en l'examinant on s'affranchisse de toute prévention, qu'on revienne aux faits, qu'on les vérifie, et que, libre de toute doctrine, on les soumette dans leurs plus petits détails, à une analyse rigoureuse. Or, voyez ce qui se passe quand vous appliquez un topique stimulant sur la peau d'un sujet atteint de phlegmasie interne; une inflammation s'allume sur ce point, et cette inflammation est même une condition de l'effet curatif de ce topique ; sans elle l'usage en serait nul. Mais cette action ne se borne pas au derme : pour peu que le sujet soit sensible, des phénomènes sympathiques se développent, la fièvre se prononce, et l'organe phlogosé, en raison de l'exaltation de son irritabilité, exprime une vive participation à l'affection de la peau. Cette scène continue tant que dure l'accroissement de l'inflammation cutanée, et se calme à mesure que celle-ci s'éteint elle-même. Et la diminution des symptômes inflammatoires que vous attendez de l'effet de ce topique, vous ne l'obtiendrez pas immédiatement ; elle n'aura lieu qu'après l'exaspération, quelquefois assez vive, que je viens de signaler. L'appareil ganglionnaire est l'agent de ces rapports sympathiques, comme il est le mobile

de toute inflammation; et quand il reçoit, dans un point
de sa vaste étendue, une impression susceptible d'accroître ses propriétés calorisatrices, ce n'est jamais
qu'une impression de même nature qui se transmet à
ses autres départements. Voulez-vous toucher du doigt,
voir de vos propres yeux, l'influence qu'exerce sur une
inflammation une autre inflammation développée dans
une région plus ou moins éloignée? Observez ces sujets qui, dans leur état ordinaire, soumis à l'incommo-
dité d'un exutoire, sont tout à coup frappés d'une
phlegmasie interne : cet exutoire, au même instant,
devient sec, rouge et douleureux; et ce n'est que lorsque
la phlegmasie interne diminue et s'éteint, que la plaie
extérieure reprend son premier aspect. Retournez les
faits maintenant : faites surgir dans le cours d'une
phlegmasie interne, une inflammation sur un point de
l'enveloppe cutanée, et l'exaspération passagère qui
alors surviendra dans les symptômes, ne vous expri-
mera-t-elle pas l'excitation qu'en aura ressentie l'organe
primitivement malade, excitation dont vous avez eu
l'image extérieure dans l'exemple précédent?

N'était-ce point assez de la tendance qu'affecte l'inflammation à se propager ainsi dans toutes les parties
de l'économie, pour prouver que la phlogose, développée dans un but thérapeutique, se transmet à l'organe
souffrant, quelque éloigné qu'il soit? Et n'était-ce pas
assez des effets qu'on obtient quelquefois des stimulants
appliqués directement sur le point malade, pour démontrer que c'est dans l'excitation du tissu même enflammé, que réside la vertu de ces médicaments? Directe
ou transmise, c'est toujours une même action qu'exercent les stimulants sur l'organe phlogosé; et lorsque

l'emploi en est opportun, c'est toujours par un mécanisme identique qu'ils amènent la guérison. Mais dans les phlegmasiés internes, on s'adressera souvent avec plus d'avantage aux stimulants extérieurs, faute de pouvoir, comme je l'ai déjà dit, bien régler et circonscrire l'action de ceux qu'on emploierait à l'intérieur. Et ne croyez pas qu'il soit indifférent pour la pratique de lier les avantages thérapeutiques des stimulants à un pouvoir révulsif, ou de les faire dériver de l'excitation qu'ils produisent sur l'organe enflammé ; malgré tous les enseignements de l'expérience, vous en ferez toujours de funestes applications, si vous espérez, à leur faveur, déplacer la phlegmasie. Que si, au contraire, vous êtes bien pénétré de cette vérité, qu'une inflammation, quel qu'en soit le siége, ne peut agir sur une autre inflammation plus ou moins éloignée, qu'en s'ajoutant à celle-ci, alors vous serez sagement réservé dans l'emploi de ces médicaments ; et quand vous aurez à combattre une phlegmasie encore récente, vous les choisirez parmi ceux qui ne produisent sur la peau qu'une inflammation superficielle et passagère. Tels sont le vésicatoire, le sinapisme, et encore vous en abstiendrez-vous d'une manière absolue, si le mal vient de se signaler par une violente explosion ; car vous auriez tout à redouter d'un surcroît de phlogose, sur un organe déjà si phlogosé. Plus tard, lorsque l'affection, après avoir perdu de sa violence, menacera de se fixer à l'état chronique, vous ne craindrez plus autant la surexcitation des viscères souffrants, et c'est alors que les cautères, les sétons, les moxas, vous offriront d'importantes ressources. Gardez-vous toutefois d'entretenir indéfiniment ces exutoires, comme on le fait trop sou-

vent; si vous avivez sans cesse, par des pommades stimulantes, la surface enflammée de la peau, vous passez
les limites de ce que peut supporter d'excitation l'organe
malade, et votre médication devient funeste. Laënnec
qui, dans l'examen de cette question, avait porté sa sa-
gacité ordinaire, ne voulait pas qu'un exutoire, dans
les affections de poitrine, fût entretenu plus de deux
mois, et ce précepte n'était que l'expression de sa vaste
expérience. Néanmoins, il faut le dire, la pratique est ici
environnée d'écueils, et ce n'est pas chose aisée que de
saisir, non-seulement l'opportunité de la médication sti-
mulante, mais encore les limites dans lesquelles elle
doit être maintenue. C'est là une de ces difficultés qui
ne se laissent surmonter que par un tact délicat; et
notre intelligence étant, à cet égard, la seule balance
qui puisse peser les actions vitales, il faut, pour avoir
des succès, qu'un médecin soit doué d'un jugement
exquis, prix à la fois d'une heureuse organisation
cérébrale, d'une instruction solide, et d'une pratique
étendue.

Bien que dissemblable par sa nature et par sa manière d'agir, l'exhalation, comprise avec la phlogose
dans une même erreur, a été, comme celle-ci, gratui-
tement dotée de la propriété révulsive. Il est inutile ici
de revenir sur le véritable mode d'action de la transpiration cutanée; ce que j'en ai dit, en traitant de l'étiologie, démontre assez qu'elle a pour résultat thérapeutique, le réveil des exhalations internes; et l'occasion
encore s'est présentée, de confirmer cette loi, lorsqu'il
a été question du bain et des autres moyens de rétablir
et d'entretenir la perspiration de la peau. J'ajouterai
seulement, comme conséquence thérapeutique des prin-

cipes développés, que l'inflammation des membranes exhalantes, débutant d'ordinaire par la suppression de leur travail perspiratoire, à l'occasion du froid qui d'abord a déterminé une semblable suppression sur la peau, il est rationnel de se hâter de rappeler l'exhalation de cette dernière, pour faire avorter promptement le travail phlegmasique. Avant le développement complet de la phlogose, il n'est pas d'indication plus pressante. Ainsi disparaissent, à leur début, la pleurite, la bronchite, l'angine, etc., sous l'influence des sudorifiques, lorsque d'ailleurs la température extérieure en favorise l'action ; et c'est un usage vulgaire, appuyé sur une observation exacte, que d'employer alors le punch, le vin chaud, etc., etc.

Il fallait que la révulsion fût l'objet d'une bien vive préoccupation, pour lui faire, en thérapeutique, la part aussi large, pour y subordonner les phénomènes les plus opposés. Ainsi la saignée réprime-t-elle une phlegmasie? Révulsion. Triomphe-t-on d'une maladie par le retour des exhalations? Révulsion. Domine-t-on la phlogose par un stimulant cutané? Révulsion. Ce n'est pas tout : sous l'empire de l'inflammation on voit les membranes exhalantes, après avoir suspendu leurs fonctions, en reprendre l'exercice, le porter même au delà du degré normal et former ainsi des collections aqueuses ; réveillez alors l'activité de l'absorption par des stimulants, et l'honneur en sera encore fait à la révulsion. Et pourtant des phénomènes extérieurs, appréciables à la vue, prouvent incontestablement, qu'ici comme ailleurs, les stimulants ne peuvent produire et propager que l'excitation, et que de cette excitation seule dérivent tous les avantages thérapeutiques. Appliquez une pierre de potassé caustique sur un abcès, un bubon par exemple, dont la fluctuation soit très-sensible; à peine la peau sera-t-elle scarifiée, que déjà la tumeur sera affaissée, et le pus aura disparu ou notablement diminué. C'est une observation que maintes fois j'ai pu faire chez les vénériens, dans les hôpitaux militaires; et cet effet de la potasse caustique, je l'ai obtenu également du vésicatoire, et même du sinapisme. Les hydropisies viscérales sont soumises aux mêmes lois; partout la stimulation est nécessaire pour réveiller l'absorption suspendue; et c'est ainsi qu'à la faveur du vésicatoire étendu sur le cuir chevelu, faisant disparaître l'épanchement arachnoïdien, on affranchit l'organe cérébral d'une compression mortelle. Ainsi disparaissent encore les épanchements pleurétique et abdominal, sous l'empire du même moyen appliqué et fréquemment renouvelé, sur les parois de l'abdomen et du thorax.

Les purgatifs et les émétiques ne devaient pas échapper à cette espèce de despotisme exercé en faveur de la révulsion; et comme les autres agents curatifs, ils ont prêté l'appui de leurs bienfaits à cette grande erreur thérapeutique. On serait peu surpris de voir les purgatifs classés parmi les révulsifs, si leur action dérivait d'une inflammation produite sur le tube intestinal : la phlogose de la peau jugée révulsive, celle de la muqueuse digestive devait être gratifiée du même pouvoir. Mais on n'observe pas que les purgatifs drastiques, les seuls capables d'enflammer l'intestin, soient plus puissants dans le traitement des maladies, que les laxatifs dont le résultat est un simple accroissement de sécrétion muqueuse. Si le mot révulsion exprimait, non le déplacement de l'inflammation, mais seulement le déplacement mécanique du sang, les purgatifs seraient avec raison sans doute considérés comme révulsifs; pourtant il faudrait encore que ce déplacement s'opérât aux dépens de l'organe malade, et non de l'économie tout entière, comme cela a lieu réellement. Tel est en effet le mode d'action des purgatifs dans les phlegmasies : en évacuant l'intestin, ils délivrent l'abdomen de toute compression, et les vaisseaux extrêmement nombreux qui rampent dans l'épaisseur du mésentère, s'ouvrent largement au sang qui y afflue. A ce titre, ils peuvent jusqu'à certain point remplacer la saignée, ou lui être un utile auxiliaire. Aussi l'expérience les montre-t-elle essentiellement avantageux dans les phlegmasies où les évacuations sanguines doivent être copieuses. Parmi ces phlegmasies, celles du cerveau occupent le premier rang, et l'on sait que de tous temps les médecins reconnurent aux purgatifs une grande puissance contre les affections de cet organe. Il faut que l'abdomen, dans l'état de vacuité, reçoive une bien grande quantité de sang, pour que des effets aussi saillants en suivent la déplétion : ainsi, par une seule évacuation stercorale, on se délivre d'une céphalalgie dont la constipation était cause. J'ai vu un jeune homme, après avoir longtemps résisté au besoin d'uriner, pâlir et tomber en syncope immédiatement après l'évacuation de la vessie; et ce phénomène est si ordinaire après la ponction, chez les hydropiques, que la chirurgie donne le précepte de ne pas évacuer tout le liquide en une seule opération, afin d'éviter une défaillance parfois mortelle, triste résultat de l'insuffisance du sang qui alors arrive au cerveau. Les affections de poitrine sont influencées d'une manière heureuse aussi par les purgatifs, et en vertu du même mécanisme : lorsque déjà d'abondantes saignées ont été pratiquées, ces médicaments, en entretenant la vacuité de l'abdomen, suppléent à de nouvelles hémorragies que commanderait encore l'état morbide, mais que peut aussi contre-indiquer la débilité du sujet. Ainsi s'expliquent les avantages merveilleux des purgatifs, entre les mains de certains médecins, pour qui ces médicaments sont toute la thérapeutique; ainsi s'expliquent et cet usage outré du calomel que les Anglais considèrent comme un puissant antiphlogistique, et la faveur dont jouit au même titre le jalap chez les Italiens.

Après avoir été tour à tour un objet d'enthousiasme et de terreur, le tartre stibié est resté dans la thérapeutique comme une de ses plus précieuses acquisitions. La faculté qu'il possède de rappeler les exhalations supprimées, le recommande principalement au début des phlegmasies qui siégent sur les membranes exhalantes, et je ne suis point surpris des succès qu'en avait obtenus Stoll dans les pneumonies. Sans admettre, comme lui, la complication bilieuse, fréquemment dans ces affections, après une émission sanguine abondante, j'ai administré le tartre stibié, et la transpiration qu'amène ce médicament m'annonce toujours une amélioration notable. Ajoutez à cela que rarement l'intestin reste insensible à son action, et que des évacuations copieuses laissent au sang un libre accès dans tout le système vasculaire de l'abdomen. Qu'il provoque ou non le vomissement, c'est toujours par le même mécanisme qu'agit le tartre stibié; c'est toujours du réveil des exhalations suspendues que dérive sa puissance. Est-il nécessaire de dire que je regarde l'inflammation de l'estomac

comme une contre-indication à l'emploi des émétiques?
Bien que je n'ignore pas qu'ils ont eu parfois des succès
contre cette affection même, j'avoue que je ne me
décide qu'en tremblant à irriter un viscère déjà enflammé, et ce n'est qu'avec incertitude et lorsque la
thérapeutique me refuse tout autre secours, que je
m'écarte des voies rationnelles.

Les effets thérapeutiques des stimulants peuvent ne
dériver ni du rappel des exhalations supprimées, ni du
retentissement sur l'organe souffrant, de l'inflammation qu'ils développent. Leurs avantages résultent alors
de la douleur qu'ils produisent, et c'est dans les affections nerveuses qu'ils exercent, sous ce rapport, leur
action favorable. C'est que pour combattre avec succès
les maladies de l'appareil nerveux cérébro-spinal, c'est
sur cet appareil qu'il faut agir; et de même que pour
attaquer une inflammation, nous provoquons parfois
une nouvelle inflammation qui la modifie et la dénature, il faut ici déterminer une douleur qui se transmette
aux nerfs malades, y développe une nouvelle impression qui modifie ou remplace celle qui donnait lieu à
leur souffrance; impression qui à son tour disparaîtra
promptement, parce qu'elle n'aura de durée que celle
de la douleur extérieure dont elle est le produit. C'est
de l'homéopathie si vous voulez; mais de l'homéopathie
dépouillée de l'absurde mystère de sa trinité pathogé-
nique, comme affranchie de tout prestige infinitésimal.
Que la névrose existe seule et essentielle, ou qu'elle
accompagne une phlegmasie, c'est toujours par les
mêmes agents qu'elle peut être combattue, et c'est aussi
par le même mécanisme que ceux-ci en triomphent. Ainsi
disparaît la sciatique, sous l'empire des stimulants les

plus douloureux, tels que les moxas, les ventouses scarifiées, le sinapisme, etc., etc. ; et d'un autre côté, lorsque dans le cours d'une phlegmasie survient un symptôme nerveux fatigant, c'est encore par la douleur
qu'on le 'domine. Une jeune dame atteinte de gastrite
aiguë, est prise de vomissements incessants qui résistent
aux antiphlogistiques, bien que ceux-ci aient fait céder
et la fièvre, et la douleur, et tous les symptômes inflammatoires. Alors un moxa est brûlé sur l'épigastre, qui
irradie la douleur jusqu'aux entrailles, et il n'y a plus
de vomissements. C'est par le même mécanisme que le
cautère actuel promené sur l'abdomen, réprime le ho-
quet ; et la phlegmasie qui donnait lieu à ce symptôme
nerveux, n'en parcourt pas moins ensuite ses périodes
accoutumées. La fatale épidémie de *choléra* qui, en 1832,
ravagea l'Europe, est encore présente à l'esprit des
médecins, et tous se rappellent que les crampes qui
tourmentaient cruellement les malades, étaient promptement calmées par la douleur du sinapisme. Dernière-
ment encore, dans l'épidémie de *grippe*, qui, au mois de
février 1837, a sévi sur notre pays, j'ai constamment
fait cesser par le sinapisme appliqué sur le front pendant cinq à dix minutes, la céphalalgie intolérable qui
formait un des caractères principaux de la maladie ; et
tandis que généralement on administrait sans résultats
des pédiluves stimulants, à titres de révulsifs, je ne crai-
gnais pas de porter la douleur sur le siége même de la
souffrance, que je considérais comme un phénomène
nerveux, pour la dénaturer et la détruire.

Pour terminer, il me resterait encore à examiner l'action des médicaments dits spécifiques, soit contre certaines
fièvres, soit contre certaines inflammations ; mais l'em-

pirisme encore aujourd'hui est seul en possession de ces questions thérapeutiques, et sans rien diminuer de l'obscurité profonde qui en défend l'accès au rationalisme, je ne pourrais que rappeler des effets connus de tous les praticiens, et reproduire ce qui se trouve énoncé déjà dans une multitude d'ouvrages. Il faut, quand on écrit, dit Voltaire, faire usage de la raison plus que de la mémoire, afin de ne dire que des choses utiles. Ma tâche est donc accomplie. Je me demande maintenant quel accueil est réservé à mon livre : j'ai combattu l'école physiologique, et j'en serai repoussé; je me suis élevé contre l'éclectisme, et l'éclectisme me réprouvera; j'ai condamné enfin le scepticisme comme l'empirisme, et je ne me dissimule rien du dédain que j'ai à en attendre. Mon œuvre ne s'adresse qu'aux médecins philosophes, peu nombreux aujourd'hui, qui, libres de toute secte, osent prononcer tout haut le mot *théorie*, devenu la terreur des savants de notre époque; qui comprennent que la théorie n'est autre chose que le rapport des faits entre eux, les conséquences qu'on en doit tirer, ces conséquences elles-mêmes érigées en principes; en un mot, que la théorie, c'est la science.

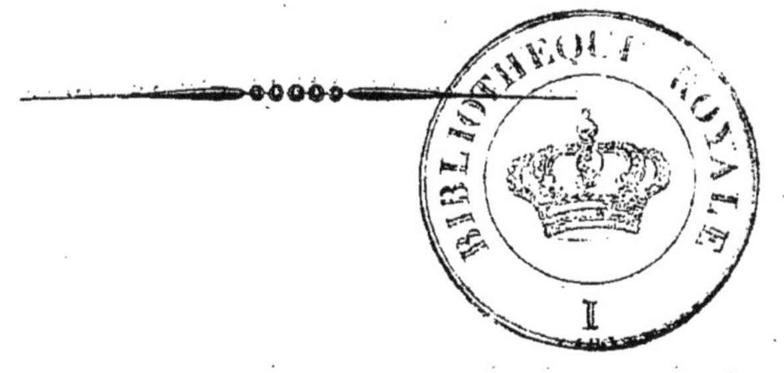

Typographie de Firmin Didot frères, rue Jacob, n° 56.

9 782019 282646